JN282863

奇跡の「きくち体操」

菊池和子

講談社+α文庫

文庫版まえがき

この文庫のもととなった本は、私がそれまで生徒さんといっしょに実践を積み重ねてきた成果として上梓した、ほぼ処女作のようなものでした。

それから十六年、「やってること」も「言ってること」もちっとも変わらないできました。でも、「きくち体操」を支持してくださる方、「ほんとね！」「良くなりました！」と言ってくださる方がどんどんどんどん多くなって、今日に至っています。

「私って晩年が一番忙しかったのね」と言っては、「『晩年』なんて！」とスタッフに叱られています。

今回、文庫化にあたり、その後のさまざまな経験によって得たことを生かして、よりわかりやすく加筆し、また、シャープにするところはして、より深い内容で「きくち体操」をお伝えできることは、私にとりましてこのうえもない喜びです。

さて先日、「きくち体操」の事務局にこんなお手紙をいただきました。

お名前は書かれていませんでしたが、文面からすると、入会したばかりの、どうやら六十代後半か七十代の生徒さんのようでした。

「講師の先生方は、年をとった私のような人に、もっとやさしくしてほしい。もっといたわる言葉をかけてほしい。『宿題』を出されても年をとるとやれないことだってあるんですから、若い先生たちはもっとわかってくれなきゃ……」云々。

「そうかあ」……いやあ、びっくりしました。

私たちにしてみれば、一人ひとりの生徒さんが、少しでも良くなってほしいと願って必死で体操を伝えているのですが、この生徒さんには「きびしくて、いたわりがない」ととられていたわけです。

でもね、と私は思います。

私も七十五歳。後期高齢者の仲間入りをした、立派な「年寄り」です。私にとって今、何が一番大事かって、この体です。これを弱らせたり壊したりしたら、私はおしまいです。だからとてもじゃないけど、「年をとるとやれないことだってあるから」なんて言って、動かすことをやめるなんてできません。後期高齢者の私ができることを、レッスンでやり、「宿題」にもしているのです。第一、「できる、できない」は問題じゃないんです。「宿題」という名前をつけて、「おうちでもやろうね」ということなのです。

たとえば、頭を使う勉強ならば、先生に宿題をやってこないと注意されたら「申し訳ありません。今度はやってきます」と言うでしょう。でも、体操は体のことで「頭とは別」と思い込んでいるので、「もっとやさしくして」とか、「宿題は無理だ」などと平気で言えるのじゃないでしょうか。

この体で生きているんだ、ということがあまりにも当たり前すぎて、その自覚が持てなくなっているんです。

「きくち体操」は、毎日体を動かして、「この体で生きている」という自覚を深めていくものです。

「きくち体操」では、動かすところを意識して脳と体とをつなぎます。意識して動かす刺激で脳が活性化し、その脳がさらに深く体を動かします。脳とつなぐことで体が育ち、意識して体を動かすことで脳が活性化する。つまり、本当の意味で、人がきちんと生きるための脳の働きの質を落とさずに、年を重ねていくことができるのです。

一日だって、体を動かさずにほうっておいてごらんなさい。また動かしてみた時、体が正直に弱っているのがわかりますよ。ですから、自分の体に気持ちをかけて動かし、最期の日まで、まるごと一つの自分を育て続けていくことが、私がこれからも、しっかり生きていけるということなのだと思っています。

私には、この体しか生きる道具はないのですから。

この本が皆さまの「いのち」をより輝かせるお役に立てば、こんなに嬉しいことはありません。

二〇〇九年六月

「きくち体操」創始者

菊池《きくち》和子《かずこ》

奇跡の「きくち体操」◉もくじ

第2章　体は「いのち」。体のしくみを知って「いのち」を育てる

第3章　奇跡を呼ぶ「きくち体操」の秘密

すべての筋肉を毎日動かす。
あぶら身はなくなり、生きる力が生まれる

〈足〉

〈脚〉

〈おなか・背中・脇〉

イラスト・池田葉子　撮影・鷹野晃　人体図版・中野朋彦　モデル・齊藤るり子、岡田栄子

奇跡の「きくち体操」

第1章

体と心のあぶら身をとって生き返った

「きくち体操」は自己治癒力を最大限に引き出す動きです

体は私達の希望そのもの

私はいつも、一時間半の動きを終えてにこやかに帰っていく仲間達の表情を見ると、「『きくち体操』は人を細胞レベルでよみがえらせる力を持っているんだな」としみじみと感じます。

動き始めの頃は全体に何となくくすんだ印象だったのが、動いていくうちに一人ひとりの感覚がクリアになり表情が生き生きと輝き始めて、終わる頃には教室全体の空気が澄んで、自分自身の体に確信が持てた喜びに満ちあふれていくのです。

そして、さらに、そのエネルギーが響き合って、互いに高め合いながら温かい空間を創り出していくのです。

生徒の皆さんは自分の一つひとつの細胞までも感じながら、あるいは感じようとしながら、自分を今よりも良くしようとして動いているわけです。動いているうちに体が少しずつだけど良くなっていくのを感じることができます。

動くことは喜びの感覚を刺激します。自分で自分を良くすることができる、また自分の体は自分の気持ちに応えてくれるということを体で実感し確認できるのです。自分を確認し、自分の体に秘めている光を見出すことができる喜びは、心をも前向きにしてくれます。動きを終えて帰る皆さんの表情は、自分で自分を良くすることができたという満足感と自信に包まれています。

「きくち体操」がこれほどまでに深まったのは、たくさんの人々によって私が教えられ、導かれたからなのです。どの方も、体をよみがえらせていく過程で多くの「気づき」を私に与えてくれました。また、その方々の成長の過程は私やインストラクターによって「きくち体操」全体に伝えられ、仲間皆の大きな励みになったのです。

なかには、不治とさえ思えるような病を背負った方もいらっしゃいました。しかし、これから述べますように、生きている限り絶望はないのです。体は希望なのです。

体は奇跡のような自己治癒力を持っている

◎リウマチから立ち上がる（O子さん・四十八歳　出版コーディネーター）

O子さんの病名はリウマチ。ある日、撮影の仕事の最中に足の強烈な痛みと発熱に襲われました。一週間ぐらい安静にしていれば治ると思ったのに一向に良くなりません。

ストレスと焦りから夫婦仲が悪くなり、半年後、O子さんは実家に戻りました。田舎の空気と食事で治るはず、と本人も家族も思っていたのですが、継母との生活がストレスになったせいもあってか、半年後には杖《つえ》を、その十ヵ月後には車椅子を必要とするようになってしまいます。

実家に戻った翌年、温泉病院に入院。投薬で、針で刺されるような痛みは消え、三ヵ月後、退院し、杖をつき東京に戻りました。さらに半年後、血液検査で陰性と言われたけれど、薬に耐性ができては別の薬に替える、三年間はその繰り返し。

発病から四年後には、ひじが曲がらなくなり、医師に相談したところ、事もなげに「骨膜を切れば曲がりますよ」と言われ、結局これがリウマチ治療の実態かと愕然《がくぜん》としたそうです。その頃から、自然療法の本などをもとに食事療法を始めました。

「きくち体操」入会時は杖をつかなければ歩けなかったし、また、杖をつく生活をしていたために体の重心が偏り、左右の骨盤の位置が違っていました。腕が上がらず、ひじが曲がらず、髪を自分でとかすこともできないという状態だったのです。

それが、入会から五ヵ月経った頃には杖を使わずに歩けるようになりました。入会時は簡単に履くことのできるスニーカーやブーツだけだったのに、普通の靴も履けるようになりました。腕は上がりますし、ひじも伸ばせます。

病んだ自分を丸ごと認め受け入れる

一番仕事に脂の乗っている、それまでのキャリアが一気に花開こうかという時にO

子さんは発病しました。その時の精神的な打撃は、想像を絶するものだったと思います。自分という存在が足元から崩れていくような、なぜ自分だけがこのような目に遭《あ》うのか、なぜこんな時に肉体が裏切るのか、という思いに心が占められていたのもうなずけます。自分の身に起きたことを認めたくなかったでしょうし、これまでの努力を無にしなければならない状態に自分を追い込んだ、病んだ肉体を憎んだことでしょう。

それまで、肉体は自分の思いのままになるものであり、健康に自信を持っていたのですから、その悔《くや》しさは相当なものだったに違いありません。

しかし、彼女は療養期に徐々に精神的に立ち直っていきます。「きくち体操」に入会した頃には、「食事療法の実践で、自分で自分に対して『やれている』という自信があった。気力が自分の中に出てきた」という状態にまで前向きになることができていたのです。

病んだ体を治すためには、この心の変化が必要なのです。病んだ体は切って捨てたいけれど、それが自分の体で、その体以外には自分の体はないわけです。

病んでいる自分を認められず、元気な頃の自分にいつまでも固執して、自分の現状を受け入れることができない人は多いのです。私は今まで、多くの病んだ人の体に触れさせてもらって、今の自分を受け止めて認めるということがいかに難しいか、その心境に到達するまで、いかに精神的な成長が必要なのかを痛感しています。

人間は病気になると、元気な頃に考えているよりも、心身ともにずっと弱ってしまうものなのです。しかし病を認めて、抱きかかえて、自分で良くしていこうとしない限り、体はいつまで経っても良くなりません。心が病んでいては、体は良くならないのです。そのためには自分の枠を取り去り、今の自分を素直に認めること、そして自分の可能性を信じること、つまり、「自分に気づく」ということが必要なのです。

体の持っている力と希望

では、「自分に気づく」とはどういうことでしょうか。言葉で表すのは簡単ですが、実際には、とても難しいことのように思われます。ある人は瞑想で、ある人は修行で自分を見出したと言います。しかし、それらの方法はよほどの気構えや修練が必要ですから、誰でもが気軽にできることではありません。

ところが、動かす部分を意識しながら自分なりのレベルで体を動かすということなら誰にでもできます。そして、その過程で自分が自分に何かしてあげられることがあるという自信と、自分の体が持っている力を、動かしながら実感し、見出すことができるのです。「きくち体操」はまさにその実践なのです。このことをO子さんは的確に受け止めてくれました。

彼女はこう語っています。

「私にとって『きくち体操』とは『体の瞑想であり、魂の瞑想』なのです。体を動かして、それを実際にこの目で見て確認しますよね。だめなほうの指と腕も、指を一本一本意識して動かしたり、腕を静かに回しているとすごく動いているのがわかるんですよ。それを感じると自分の体にある可能性にうっとりしてしまう。

その体を動かすということと、そしてなおかつ、先生が魂に語りかけてくるようにお話ししてくださるでしょう。肉体と魂、その両方の瞑想なんです。体と心が対話をする手助けを『きくち体操』はしてくれるんですね。そういう意識に出会ったのは、

『きくち体操』が初めてです。

病院のリハビリというのは、確かにポイントは教えてくれますが、『回数をこなしなさい、必死でやりなさい』と言うばかり。がんばっても、自分で自分の肉体と対話する快さもないし、確認もできない。

二年間、温泉病院のリハビリを家に戻っても続けて良くなった程度と、『きくち体操』の二ヵ月で良くなった程度とが同じなんです。

リハビリをやっていた頃は自分を痛めつけて、責めて、一日もサボらず、やらなくちゃだめだ！　という感じだったのに、今は毎日が楽しくて、そして自分を見てウキウキしながら『きくち体操』をやっていて、五ヵ月でこんなに良くなった。ものすごいことですよ。皆さんに教えてあげたい。本当にそう思います。

肉体ばかりではなく、心を再生する作業も一緒に手伝っていただいた、そういう実感がありますね。『きくち体操』はやっと手に入れたやり方なので、一生続けたいと思います。

病気をして、私は変わらなくてはいけない状況だったんです。変わるということは自分を捨てることではないんですね。それまでは、変わるとは、今までの自分を全部捨てて、自分の外にあるもの、違うものを入れることだと理解していました。けれども、その自分の外にあると思っていたものが実は自分の中にあったんですよ。それに気づいたんです。気持ち良いとか、ありがたいとか、わくわくするとか、希望とかそういう感じが戻ってきました。青春がもう一回やってきた感じです」

神様から贈られたたった一つの贈り物に感謝して生きる

◎変形性股関節症から脱出（N子さん・五十歳　会社員）

N子さんの病名は変形性股関節症。股関節が外れた状態（先天性股関節症）で生まれました。幼い頃にはコルセットをしていたけれど、嫌がって、「取って、取って」と親にせがんだそうです。親はそんな彼女を見ているのがあまりにも切なく、コルセットを取り外しました。

そんなわけで幼い頃は股関節が外れたままコルセットも着けずに、他の子供達と普通に遊んでいたといいます。歩けたし、もちろん人よりも跳べないけれど縄飛びもできたのです。その頃にはまだ痛みはありませんでした。

痛みが出始めたのは高校生の頃。遅刻しそうになってバスに向かって駆け出した時にぐっという感じがして、それ以来ずっと痛むようになりました。五分歩いては休まなくてはならなくなり、高校の体育の授業はずっと見学に。

どんどん痛みが激しくなって耐えられなくなり、二十歳の時、股関節の痛みを取るための手術をしました。当たるところの骨と筋肉を切って角度を変え、痛みが出ない形にするための手術でした。しかし、手術したほうの脚が弱くなってしまったのです。力が入らず、踏ん張りがきかない。無意識のうちに切っていないほうの脚に負担が掛かったのでしょう、その脚にも次第に痛みが出るようになってしまいました。医師に相談したところ、「まだ若いから人工の関節を入れるのは早すぎるのではないか」と言われるだけ。また、その頃から背骨も痛み出したといいます。恐怖と痛さで、カイロプラクティック、鍼《はり》、灸《きゅう》など人に紹介されたものはすべて試しました。しかし、一時的には楽になっても継続的な効果はなく、貯金も使い果たしてしまいました。

そのN子さんは、「きくち体操」入会から一年五ヵ月経った頃には、まず杖なしで歩くことができるようになっています。階段の昇り降りも軽やかにできますし、脚、背中、腰などの体の痛みも和らいでいます。

自分の力を信じて動き続けた一年五ヵ月

N子さんは語ります。

「なにしろ歩くだけで全身が痛むという生活がずっと続いていましたし、精神的にも不安と疲労感が絶えずあって、しかもそれは蓄積する一方でした。ですからひどい時は寝たきり。寝ることが痛みを取る、体を楽にする唯一の方法だと思っていたのです。でも、『きくち体操』に入って、動いたほうが体が軽く楽になるということがわかりました。

寝てばかりいるということは弱ることなんですね。動いてみて、体で感じ取れました。この一年五ヵ月、股関節以外にも体のいろいろな部分の痛みが出たり消えたりしながら徐々に良くなってきたわけですが、痛みが出るたびに精神的に落ち込んだものでした。そのつど、『あなたがあなたに対してやったことの成果を信じて動き続けなさい』と菊池先生を始め、皆さんが励まし続けてくれました。

そして、一年くらい経った時に、お医者さんに『今はもう股関節の再手術の必要がないほどに、しっかり股関節の骨が入っている』と言われたんです。『きくち体操』の先生方に『動いて、骨を守る筋肉をつくろう』と励まされて動き続けてきたのですが、自分が自分をつくっていくということが本当にわかりました。自分で自分をつくることができるという自信がはっきりと持てて、前向きになれたんです」

生きることはより良い自分を育てること

私達の体は私達が良くなるように常に働き続けてくれています。そして、誰がしてくれなくとも、自分自身が良くしようと思えば体は必ず応えてくれるのです。あなたにとってこの世にこんな確かな希望はないのです。体は決してあなたを裏切りません。まさに、体は神様が私達一人ひとりに与えてくれた贈り物なのです。

歩ける脚、道具を使える手、見える目、食べられる口、その一つひとつが神様から与えられた贈り物なのだと自分で気づくことができれば、自分の体をないがしろにすることはできないはずです。しかもこの体という贈り物は一人にたった一つずつで、その一つを傷つけたり、なくしてしまったら他に代えはないのです。ですから、その

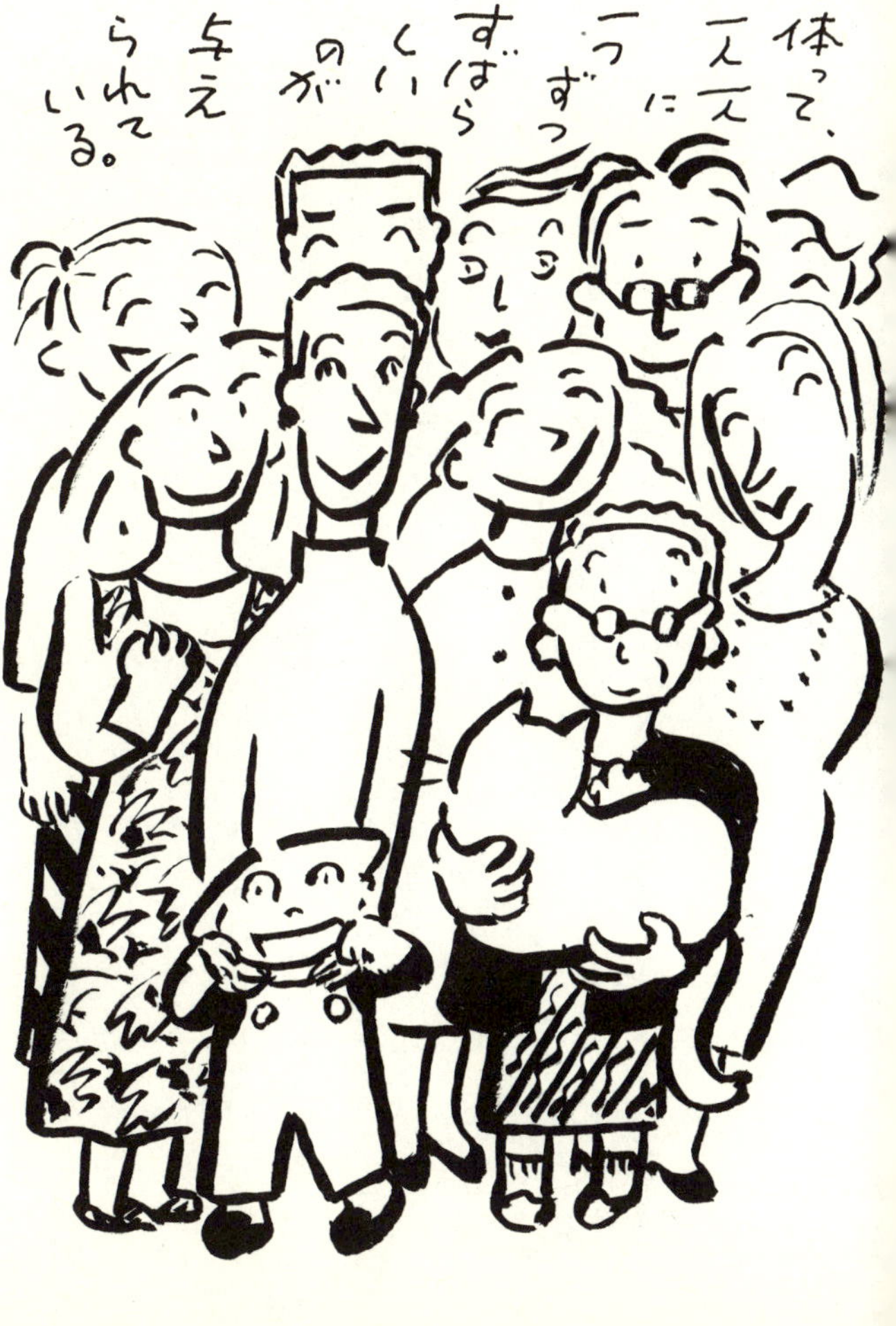
体って、
一人一人に
一つずつ
すばらしい
のが
与えられている。

どれをも感謝して受け止めてなくさないように大切にしなければなりません。その脚はあなたにとってはかけがえのないたった一対の脚ですから、それを嫌だと思うことは自分を捨てていることになるのです。

さて、私達がこの世に生まれて「生きる」ということはどういうことなのでしょうか。私達一人ひとりは、この世でたった一通りの遺伝子の組み合わせでできています。同じものはこの宇宙に二つとないのです。あなたは唯一で、あなたが消えてしまえば、もう二度とあなたと同じ遺伝子を持つ人間は存在することがないのです。

唯一ということは、それ自体が完全なものであり、他と比べようがないということなのです。だから人と比べて「自分はこんなに素敵な顔をしているから幸せだ」とか「こんな脚をしているから不幸だ」と思ったとしても、それは違うものと比べているのですから、無意味なことなのです。人間は他の人間と比べて生きるようにはできていないのです。

生きるとは、私達「唯一」の一人ひとりが努力をして、自分を今の自分よりも良くしていくことなのだと思います。良くしていこうとすればいくらでも良くすることができるようにつくられている私達の体のつくり、それが「生きる」ということを教えてくれているのです。

もし常に、自分自身を「嫌だ」と思っていれば、その人のすべての細胞は嫌だというほうに向き、血液の流れもホルモンの出方もマイナスの方向に向いてしまうのです。「これで良かった、これでありがたいのだ」と思い自分に感謝できた時に、良い方向へ、さらに良い方向へと体中が動くようにつくられているのです。

驚くほどの可能性を持った体を授けられた私達は、生まれたことに感謝して、さらに良い自分になるように毎日自分自身を育てていかなければなりません。そして、新たな「より良い自分」との出会いを繰り返しながら、お土産《みやげ》をたくさん持って彼方《かなた》の世界に帰れるようにすることが生きることなのだ、と体が言っているのを忘れないでほしいと思います。

第2章

体は「いのち」。体のしくみを知って「いのち」を育てる

「きくち体操」は「いのち」を活性化させるために体のつくりにそって生まれた動きです

なぜ動くことが体に良いのか

健康を得るためには運動が大切である、動くことが健康づくりの基本である、ということは、どなたでも知っている常識です。そもそも学校の体育はもとより、あらゆるスポーツやいろいろな健康法は「動けば体は健康になり、体を動かすことで爽快感や達成感が得られ、忍耐力、チームワークなど精神面も育ち、結果として心身ともに健康になる」という考え方を大前提にしています。

しかし、健康を目指して動いた結果、反対に体を壊してしまうというケースが多く伝えられています。実際に、「きくち体操」を訪れる人々の中にも、スポーツによって体を痛めてしまった方が何人もいます。今や「スポーツをすれば必ず健康になる」

という単純な神話は崩れかけているのです。このことによって、単に動けばいいのではなく、その動かし方が問題であることに人々が気づき始めたといえるでしょう。

私が「なぜ動くことが体に良いのか」という素朴な疑問を抱き、その答えを求めて人間の体を学び直したのは、五十年ほど前のこと。それが「きくち体操」の始まりでもありました。

人間の体といえば、皆さんも学校の理科室にあった骸骨《がいこつ》や生物の教科書にあった筋肉図などを思い出されることでしょう。私も体育大学の学生の頃、テストの前に必死になって体の各部位の難しい名称を覚えたことを思い出します。しかしその頃は一度もあの骸骨が自分で、あの筋肉図や細胞の組織図が自分なのだと実感として捉《とら》えることはありませんでした。つまり、あれが私自身であり、自分の「いのち」だというふうには捉えたことがなかったのです。

「いのち」は体そのものだった

しかしある時、私はこの図が実は自分自身なのだという視点に立って見てみたのです。その時、私は目からうろこが落ちる思いがしました。人間の体の何という素晴らしさ。人の体は本当にすべてがよくできていて、まるごと一つでつながり合い、協調し合い、信じられないほど素晴らしくできていたのです。

まさに感動でした。それは即ち自分自身に対する感動だったのです。

この素晴らしい体は、この世にたった一つ私に与えられた「いのち」に他なりません。初めて「いのち」というものの実体を捉えた気持ちでした。

「いのち」はこの体そのものだったのです。

「いのち」といえば、誰にとっても大切なものであり、かけがえのないものであるとお思いでしょう。しかし、その大切な「いのち」が毎日ランドセルを背負って学校に通い、算数を習って、お友達と喧嘩をしている。あるいは「いのち」が通勤電車に揺られて職場に通い、仕事をこなしているというふうには受け止めていないのではないでしょうか。「いのち」は体とは別のものだと思っていないでしょうか。大事に鍵をかけてどこかにしまってあるように思っていないでしょうか。

体は「いのち」だと思っていないから、動かないで食べるだけ食べて、飲めるだけ飲んでと粗末にしているのです。「いのち」が体であると思っていないから、そして、同じものがこの世に二つとない存在だということがわかっていないから、体に対してとても傲慢《ごうまん》な扱いをしてしまうのです。

しかし、「いのち」は体であり、その体は、自分自身であって、とても丁寧によくつくられている神秘的なものであるとわかれば、誰だって大切な扱い方をしていくのではないでしょうか。「きくち体操」で体を動かすと、「この体で生きている」「この体を良くしていけるのは自分しかいない」ことに気がつくはずです。

「きくち体操」の動きは「いのち」を感じ、自分を感じ取る動きです

「いのち」を感じる動きが自分を育む

自分の体のしくみを知って、それがかけがえのない「いのち」そのものだと感じることこそ、人がこの世に生まれて前向きに生きていくためのエネルギーの核になるのです。そして、このことをこそ学校体育では原点として子供達に伝えていくべきだと思います。指導する人は爽快感、達成感、忍耐力やチームワークなどを子供達に感じさせたり学ばせたりしようとする前に、まず自分の体が、「いのち」がとても素敵で大切なのだということを感じさせなければいけないのです。そしてその基本のうえに、走ること、跳ぶこと、ゲームを楽しむことなどを通して体を育てていく指導こそが望まれるべきなのではないでしょうか。

もしも、子供の頃からそういう教育を受けていけば、自分を大切にし、自分の「いのち」に感謝し、生きていることを謙虚に受け止める心が育つでしょう。

動かすことによって自分の体を、これが自分の「いのち」だったと気がつくことができれば、自分で、自分を良くしていくことができるのです。これは、とても難しいことのように思えますが、生き生きとよみがえっていく「きくち体操」に通う皆さんを見ていると、「きくち体操」で行われている動きこそは「いのち」を育む動きだと、自信を持ってお伝えできます。

自分自身を摑《つか》む、自分の体を知る

今、私は「きくち体操」で体を動かすということは、皆さん一人ひとりにとってその生き方さえも変えてしまうような素晴らしい作業なのだと強く感じています。また自分の尊さや体の素晴らしさをしっかり摑《つか》んで見違えるように美しく輝き始める皆さんを見ていると、心の持ち方ひとつで変化してしまう人間の可能性を感じるのです。

どうぞ、あなたの体、あなたの「いのち」から目をそらさないでください。しっかりと向き合ってください。

自分の「いのち」に無関心な人が多すぎます。人間は本来、自分自身を知りたくて、そして知るように生まれてきたのに、自分以外の人やものに気をとられて、いつの間にか自分自身を見失っているのかもしれません。

便利な生活をすればするほど、私達は自分の手を忘れ、足を忘れ、腰を忘れてしまうのです。また自分の体をつくっている骨や筋肉を改めて学ばなければならないほどに、私達の実体である体はどんどん私達から遠のいていくばかりです。

自分自身を見失ってしまった私達が見るものは全部他人でした。あの人のようになりたい、あんな脚ならいいのに、この顔は嫌であの顔が素敵など、全部他人と比べての自分を感じているわけです。

しかし、私達は他人にはなれません。あの人に比べて自分はどうだろうという思いは悩みになりストレスになっていくのです。まず「きくち体操」で自分の体に意識を向けて動かすことで、自分自身を強く摑まなくてはなりません。そして自分から遠のいてしまった体をもう一度しっかりと呼び戻し、抱きしめなくてはいけないのです。

私は体を知れば知るほど、「自分の体を知る」ことが、自分の「いのち」を守り、前向きに生きていくためにどれだけ大事かという思いを強くしています。そして難しい医学的な言葉ではなく、普通の言葉で体のつくりを伝え、体の素晴らしさを伝え、そしてそれがあなた自身であることを伝えようと思っています。「きくち体操」はそのメッセージなのです。

学校体育で伝えたい一人ひとりの体＝「いのち」の尊さ

運動神経のない人間はいない

「僕、運動神経がないんです。運動神経ゼロ、ゼロって言われるんです」

ある日、私の主宰していた『子ども体操クラブ』の体育館に、一組の親子が見学に訪れました。

その男の子は小学校四年生。お母さんの後ろに半分隠れるようにして私を見上げるその子の眼差《まなざ》しはとても不安げでした。

よほど体操が嫌いで、動くことが不得手で、嫌な思いをしてきたんだろうなというのが第一印象でした。

私は思わず言いました。

「運動神経がなかったら、食べることも、歩くこともできないんだよ。君はそんなことはないでしょう。ほら、歩いているでしょう。毎日食べているでしょう。運動神経ってどういうものか、みんな知らないんだよ、教えてあげましょうね」

体育館の中では幼稚園児から小学校六年生まで、溢れんばかりの大勢の子供達が、はだしでかけっこの練習をしています。

ちょうど運動会の催される季節を迎えていました。はじめはドタドタとへんな恰好で今にも転びそうな走り方をしていた子供達に、「ようし、今度は足の指できちんと蹴って走ってみよう」「腿《もも》を上げて走ると速くなるよ」「腕をもっと振ったほうがいいぞ」と先生のアドバイスが次々にとびます。

いつもは大騒音に包まれている体育館も、この時ばかりはシーンとなりました。皆必死になって聞いているのです。

そして自分の順番になると、周りのことなど一切気にせず、ただただ、今先生が教えてくれた通りに床を蹴り、腿を上げ、腕を振り、一心不乱にかけ出していくのです。順番を待っている子供達も今度はもっと上手に走ろうと、ぐっと前に身を乗り出していきます。そして、何度か繰り返すうちに、子供達の走り方がどんどん良くなってスピードも出てきました。ドタドタという走る音も次第にスーッスーッという音に変わっていくのです。体育館の中は子供達の意気込みと熱気で満たされていました。

こうした子供達の様子をじっと見つめていたその男の子は、お母さんの陰から抜け出して少しずつ前へ出てきました。きっと自分も走ってみたくなったのでしょう。

技術の上達より、心と体の育成

「ほら、すごいでしょう。さっきとこれだけ違ってきている。ここにはどちらかと言えば体操があまり好きでなかったり、苦手な子供もたくさんいるのよ。みんな君と同じなんだよ。でも、どんな人でもやろうと思えばきっとできるし、私達人間は思いがあればいつかはできるように、素敵にできているんだよ。ここに来ているあの子達は、みんながそのことを知っているから、たとえ今できなくても、この体育館の中には『お前はできない』『お前はだめだ』なんて言う人はいないのよ。でも少しずつでも体を動かし続けないとこういうふうにはなれないいんだよ」

自分と同じようなレベルからどんどん上手になっていく子供達を目の当たりにしたその子には、私のこの言葉は、よく理解できたようでした。彼は勇気が出たのか、大きく頷《うなず》いて、初めてにっこりしました。

こんな子供が日本にはいったいどれだけいることでしょう。学校体育の中で比べられ、傷つき、自信を失っていく子供達……。

その子は帰る途中で「お母さん、僕でも幸せになれるところがあるんだね」と言ったといいます。

それを聞いた時、私は胸が締めつけられる思いがしました。

かつて中学の体育の教師だった頃、私自身も跳《と》び箱を跳ぶ、速く走る、うまくボールを扱うなど、カリキュラムにのっとってスポーツの技術的な指導に力を入れ、決められた時間の中でどう伝えれば生徒が上達できるかということばかり考えていたように思います。そして、現在でもおそらく体育の指導内容は進歩していないでしょう。

技術的な指導に偏った学校体育の下では、本来の体育の「心と体の成長発達を助け、健康な心身を育てる」という最終目標の実現はほど遠いと思うのです。

もし、現在の学校体育が健康な体の育成に直結しているならば、高校卒業時の子供達はその歳にふさわしい潑剌《はつらつ》とした体に育ち、前向きな心を持っているはずですが、現実には多くの高校生の体は驚くほど萎《な》えているのです。体から生き生きとした若さ、潑剌とした生命感が感じられないのです。これはとても残念なことです。

骨を知ると、なぜ動かさなければならないかがわかる

私達の骨格はバラバラの骨の組み合わせ

私は、体について書かれた本を読むことが大好きです。好きというよりはもう体から目が離せなくなっているのです。私にとっては体ほど素晴らしくできていて感動を覚えるものは他にないからです。

何十年間も私は本を通し、そして何よりも、たくさんの生徒さんの体に触れて、さらに私自身の体を通して体を見続けてきました。体を見つめれば見つめるほど、これは人間の能力をはるかに超越した全知全能の神がつくったものとしか思えなくなりました。体のつくられ方を見ると神様の声さえ聞こえるような気がするのです。

「きくち体操」の動きは、すべて体のつくりに沿って生まれてきたものばかりです。

また、体のつくりを見てみると、人間としての生き方がそこには示されているようにも思えるのです。人間というものはこう生きるものだという神様の意思を私は体のつくりから感じるのです。

私は体を知ることによってものの見方、考え方までも教えられてきました。まさに「きくち体操」の歴史は私が体に導かれて辿《たど》ってきた歴史なのです。そう、「きくち体操」は私なりの見方で、神様が私達一人ひとりに与えてくれたこの体をいかに生かすかを考え出した動きなのです。どうぞ、あなたも自分を知り、自分を大切に育ててください。

私達の体はご存じのように、骨と筋肉が大部分を占めています。例外はありません。この当然のことを、しかし、私達は意外と見逃しているのですね。まず、このことをしっかりと心に留めていただきたいと思います。

さて、骨です。骨と言えばあなたは何を連想しますか。まずはあの理科室の骨格模型を思い出す方が多いと思います。しかしあの骸骨が自分なのだと感じている人は少ないでしょう。しかもこれが本当はすべてバラバラで、筋肉の存在がなければ動かない、というと皆さん一様に目からうろこが落ちる思いをするようです。

体から筋肉や内臓などを取り去ってしまえば、私達は皆、中身はこの骸骨なのです。しかもその骨は、バラバラなのです。骨格模型は組んであり、骨格図は描いてあるから立っていますが、つなぎ止める筋肉がなければ成人でおよそ二百個ある骨は人の形を成さないし、全く動かないのです。

この骨のバラバラは、実に巧みに設計されたバラバラなのです。

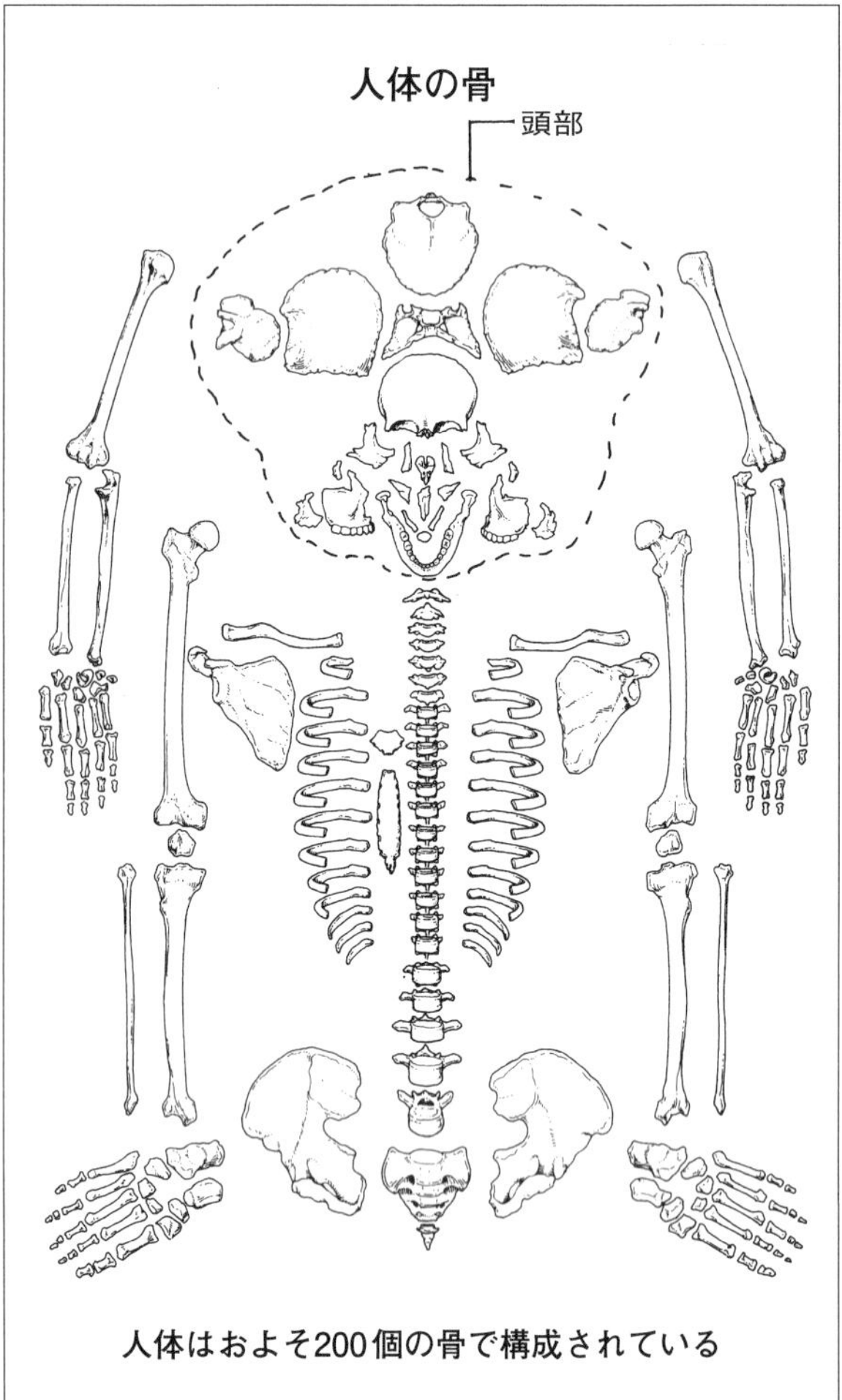
人体の骨
頭部
人体はおよそ200個の骨で構成されている

骨格図（前）

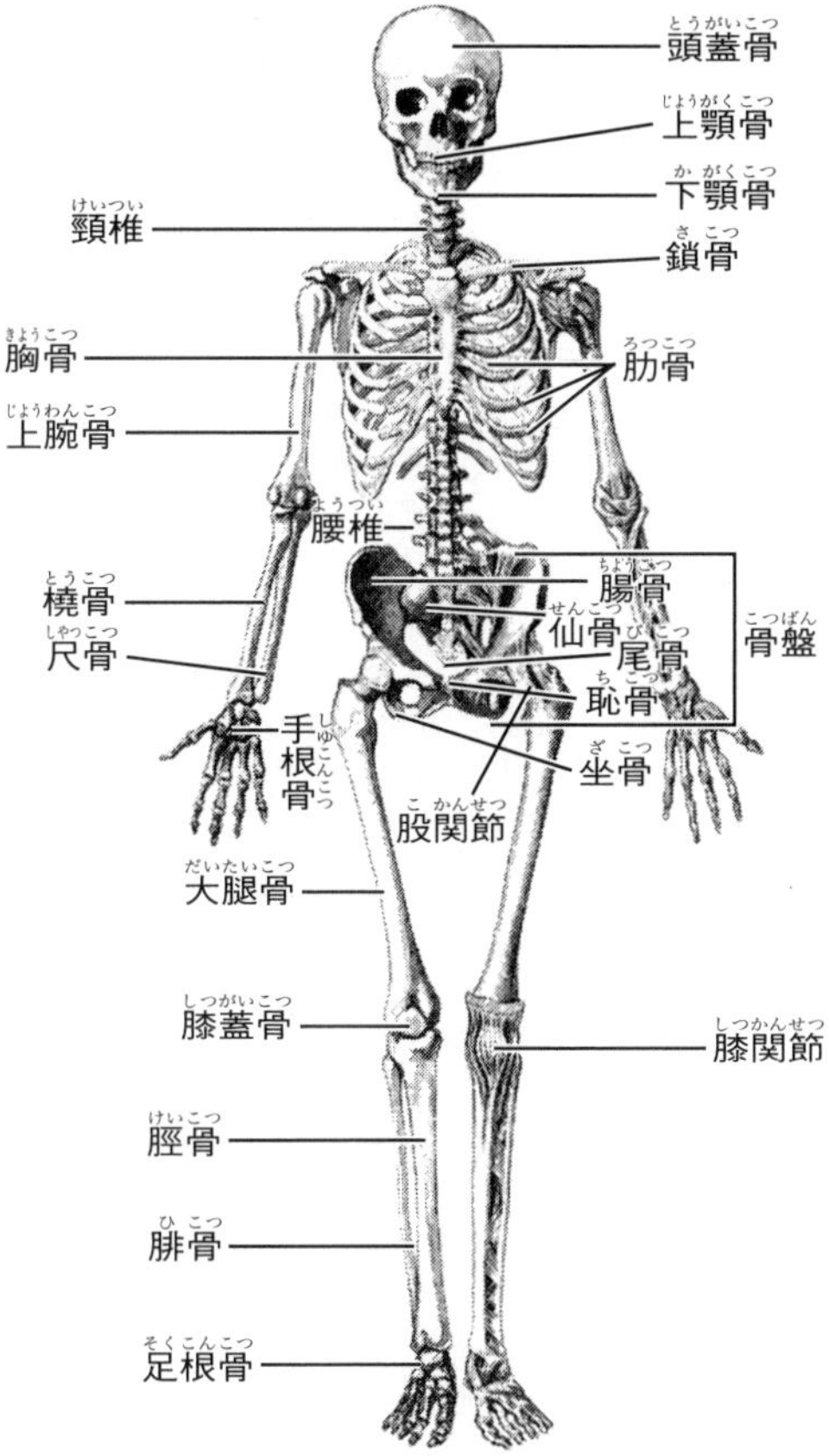
頭蓋骨《とうがいこつ》
上顎骨《じょうがくこつ》
下顎骨《かがくこつ》
頸椎《けいつい》
鎖骨《さこつ》
胸骨《きょうこつ》
肋骨《ろっこつ》
上腕骨《じょうわんこつ》
腰椎《ようつい》
腸骨《ちょうこつ》
仙骨《せんこつ》
尾骨《びこつ》
骨盤《こつばん》
橈骨《とうこつ》
尺骨《しゃっこつ》
恥骨《ちこつ》
手根骨《しゅこんこつ》
坐骨《ざこつ》
股関節《こかんせつ》
大腿骨《だいたいこつ》
膝蓋骨《しつがいこつ》
膝関節《しつかんせつ》
脛骨《けいこつ》
腓骨《ひこつ》
足根骨《そくこんこつ》

骨格図（後ろ）

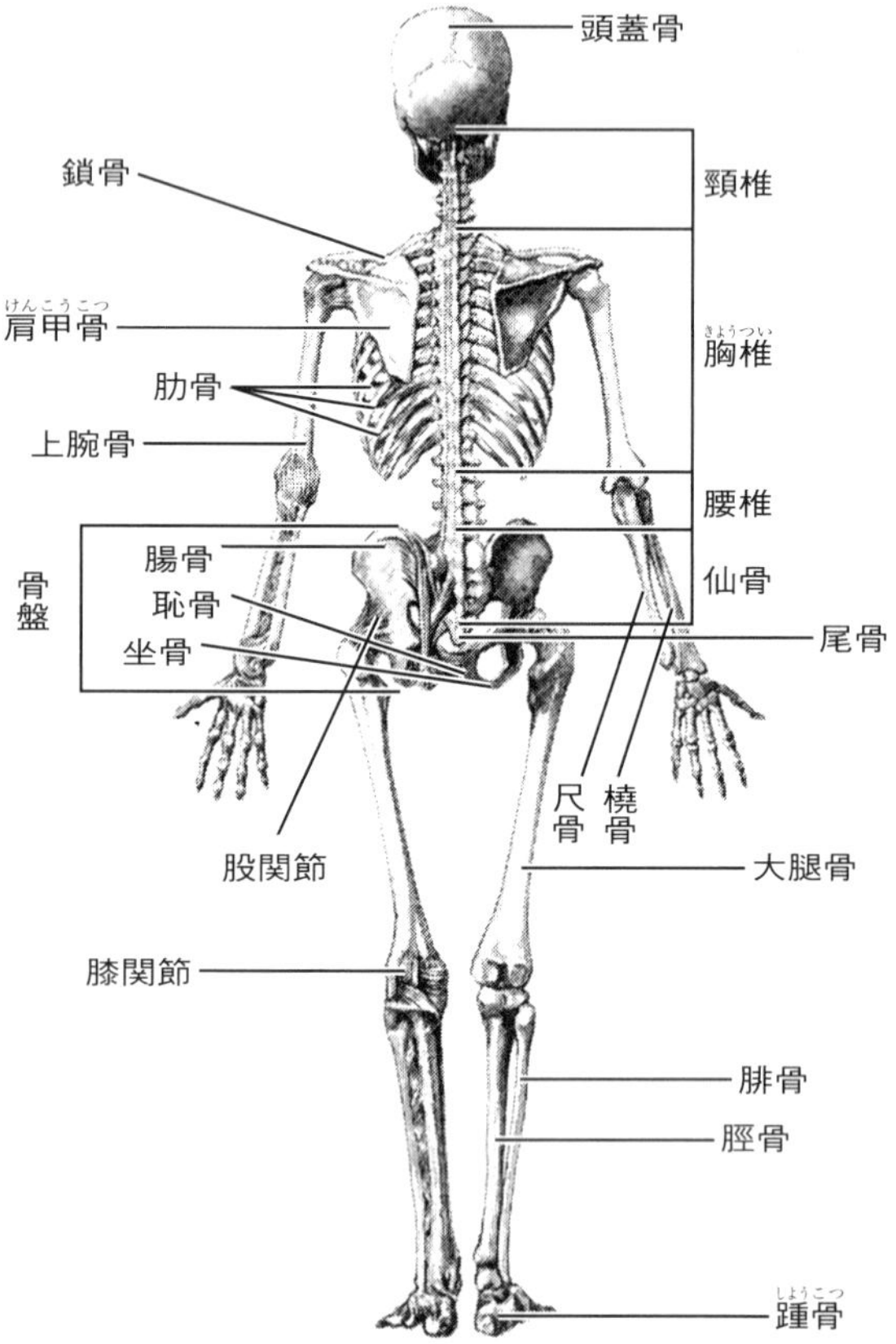
頭蓋骨
鎖骨
頸椎
肩甲骨《けんこうこつ》
胸椎《きょうつい》
肋骨
上腕骨
腰椎
骨盤
腸骨
仙骨
恥骨
坐骨
尾骨
尺骨
橈骨
股関節
大腿骨
膝関節
腓骨
脛骨
踵骨《しょうこつ》

背骨は24個並んだ脊椎と仙骨、尾骨で構成されている

「きくち体操」の教室は、壁面すべてに鏡が貼られ、常に自分の体が見えるようになっています。教室に来て着替える前の姿、そして授業が終わって帰る時の姿が意識しないでも目に入ってくるというわけです。

最初は多少遠慮気味に猫背で入ってこられた方も、帰る時には背筋がシャンとした姿勢になるのを見るのはとても気持ちの良いことです。

この、姿勢が良くなる、すなわち背骨がピーンとするというのは、元気に暮らしていくうえでの大事な基本です。

背骨（脊柱《せきちゅう》）は体全体を支える中心柱ですが、決して背骨という一本の棒があるわけではなく、脊椎《せきつい》と呼ばれる小さな骨が連なってできたその連結を脊柱と呼んでいて、脊椎はその一個一個が自由に動けるようにできています。

この脊椎が関節でつながっているからこそ、私達は背中を曲げることができ、寝たり起きたりという日常の動作がスムーズにできるのです。

神様は「生きていることを十分に楽しみなさい」という気持ちで、自由に動かすことのできるこの形を考えてくれたのでしょう。ですから、全部をできるだけ動かして生かし、いつまでもいろいろな動きができるように育てていくことが、あなたが生涯健康で生きていける鍵なのです。

首の部分に当たる背骨の一番上の骨は輪になっていて、二番目の骨から出ている突起物を軸にして回転できるようになっています。このしくみのおかげで私達は首をまわすことができますし、脳を載せるのにもとても安定が良いのです。

背骨には脳からつながっている神経の束が通っている

背骨の役目はこの他にもいくつかあります。

なかでも重要なのが、脳からつながっている神経の束が脊髄《せきずい》を通っていることです。神経の束は、脊髄から左右対称に枝分かれして体の隅々まで行き渡っています。

つまり、脳と脊髄は体全体に広がるネットワークの中枢《ちゅうすう》というわけです。この中枢から体の各部へ指令が伝達され、また反対に体の隅々まで広がった神経を通って中枢へ情報が伝えられるしくみになっています。

それはまるで大都市の情報網のようにシステム化され、見事にコントロールされています。敵が来たからやっつけろとか、血液の量が足りないから増やせとか、意識し

背骨（脊柱）の骨格図

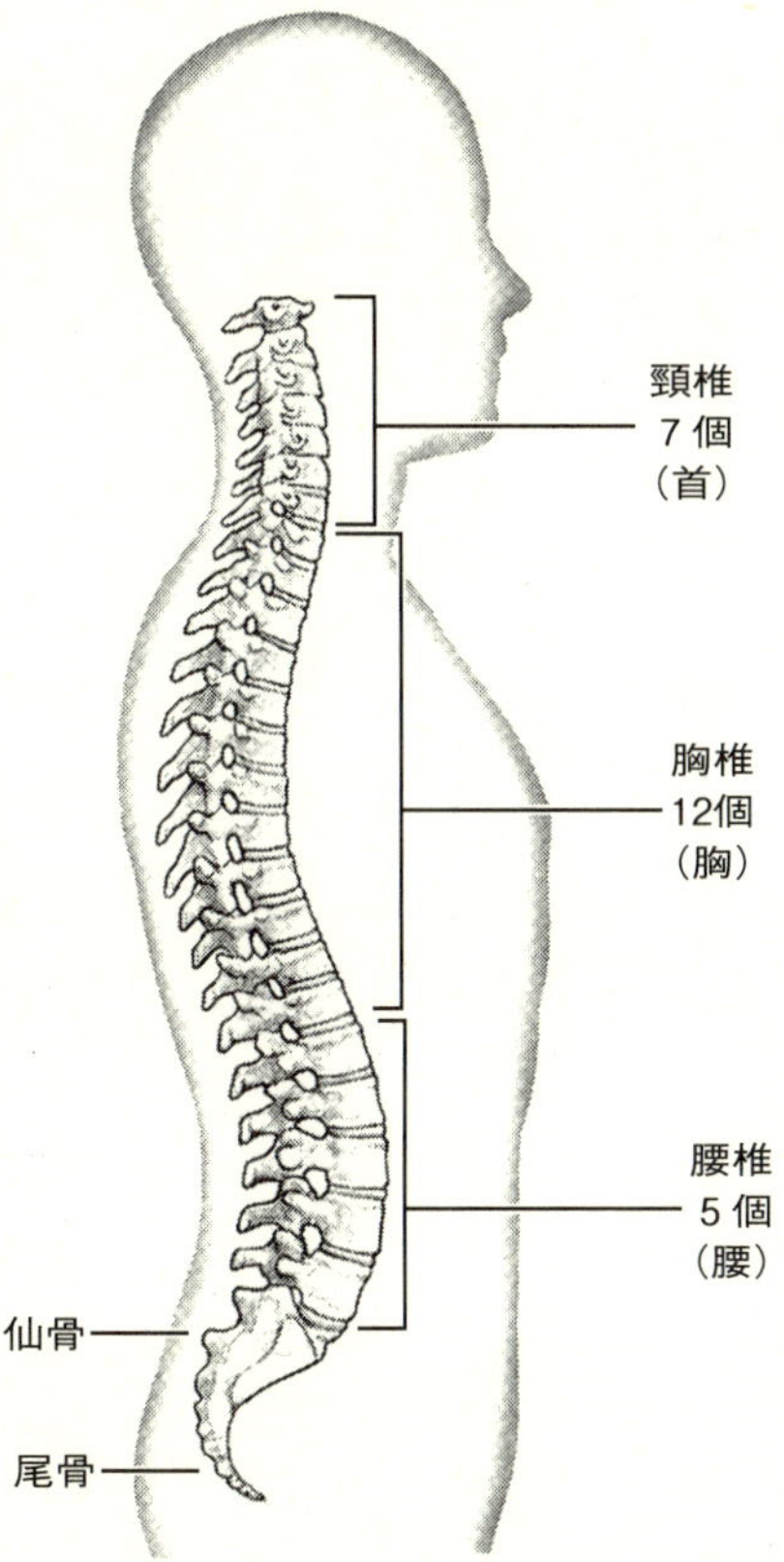
頸椎
7個
（首）
胸椎
12個
（胸）
腰椎
5個
（腰）
仙骨
尾骨

背骨は24個の脊椎と仙骨、尾骨でできている

ないレベルでたくさんの情報を与え、受け取っているのです。

また太い二本の血管、大動脈と大静脈はこの背骨に守られるように両側を走っています。大切なこの二本の血管は後ろは背骨がカバーし、前は内臓が守っているのです。

「いのち」にとって大切なものをなるべく守るようにつくられているのは実に不思議ですが、腕や脚などでも「いのち」にさほど係わらない血管は外側に、大事な太い血管は内側に守られているつくりを見ると神様の心遣いが感じられるのです。

このように背骨があるからこそ他の体の部分が成り立っているわけですから、私達は背骨の周りの筋肉を育て支える力を強くし、このバラバラな骨の連結である背骨を守り、常に良い状態にしておかなければいけません。

私が皆さんに「首や背中にあぶら身をつけない」「腹筋を育てる動きは死ぬまでやろう」としつこく言い続けるのもそのためなのです。

また授業中ある程度動いた後、背骨の両脇の筋肉を軽くとんとんと叩く動きをするのも、血管や神経に刺激を与えて「毎日ご苦労さま、ありがとう」といたわる気持ちからなのです。

肋骨は心臓や肺を守るかご

「あの人は胸が厚いから健康そうだ」という言い方をかつてはしたものです。これは正しいのです。肋骨はご存じのように背骨の一個一個の骨にくっついて後ろから前に丸みをもって張り出し、前でまとまって、まるでかごのような形をしています。かごの形はほぼ肺の形に近く、このかごが大きければ中身の肺も大きいということになります。このかごが大きければ、中に入っている臓器はきちんと生きて働ける大きな臓器であると言えるのです。従って胸が厚く堂々としている人は、健康、ということになるのですが、残念ながら最近の若い人は私の見る限りだんだん胸が薄くなってきているようです。

　このかごは骨一個一個が脊椎にくっついていることで止まっています。つまり背骨はこのかごをいつも支えているのですから大変です。だから放っておけば猫背になりやすいし、猫背になった結果かごは縮こまって小さくなり、その中の肺も十分に働けなくなってしまいます。いつも背筋を伸ばして、よいしょっと、かごを持ち上げて、広くしていれば中の肺も広いスペースで十分に働けるのです。

肩甲骨、鎖骨、肋骨はつながっている

さてこの肋骨ですが、止めているのが背骨だけではあまりにも不安定なので、前側では鎖骨でも止めています。試しに、首の下側にある二個のグリグリを触ってみてください。このグリグリは鎖骨の関節で、前にきた肋骨をまとめている胸骨を止めています。

この鎖骨とつながっているのが背中にある肩甲骨《けんこうこつ》です。

肩甲骨は五四ページの骨格図（後ろ）を見るとよくわかりますが、肋骨の上にぽんと置いてあるだけで、自由に動けるようになっています。肩甲骨はその一端が鎖骨につながっているだけなのです。この鎖骨と肩甲骨のつながっているところに腕がぶら下がっています。ですから鎖骨は、肩甲骨と腕と肋骨を支えているということになるのです。

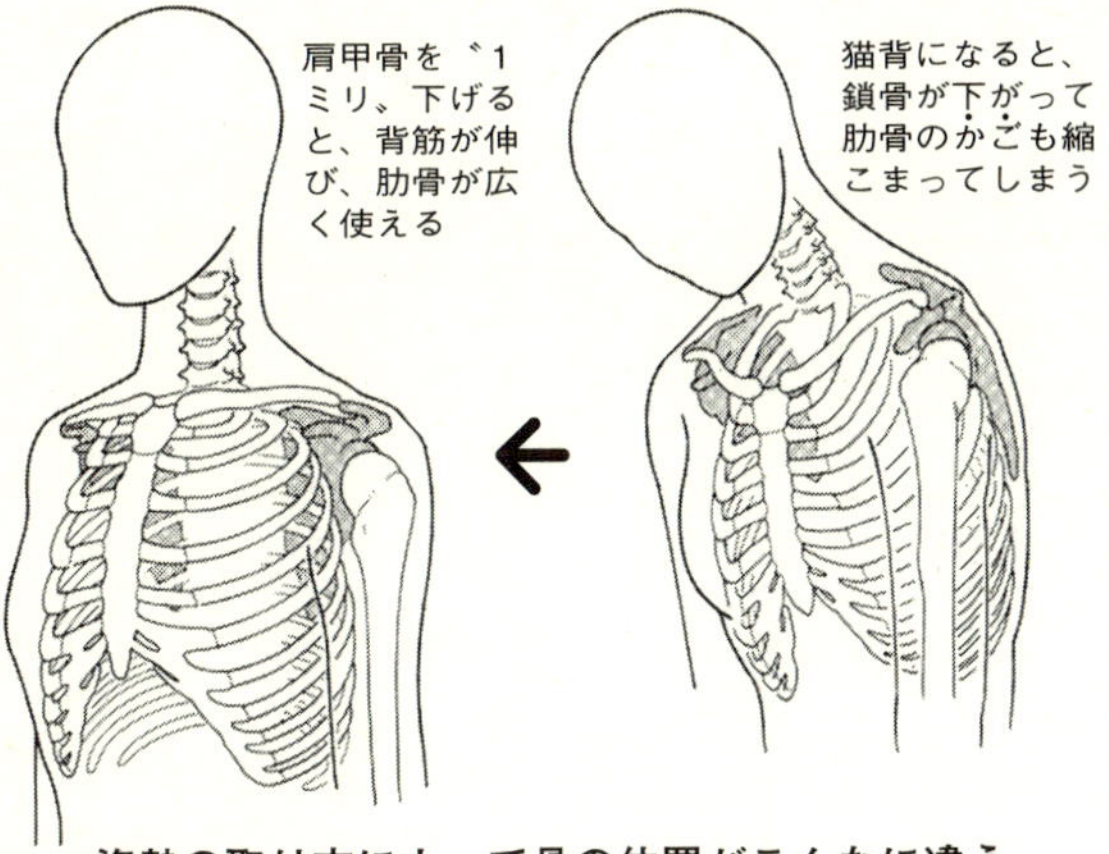
肩甲骨を〝1ミリ〟下げると、背筋が伸び、肋骨が広く使える
猫背になると、鎖骨が下がって肋骨のかごも縮こまってしまう

姿勢の取り方によって骨の位置がこんなに違う

　ですから、腕が真横にきちんとある姿勢というのは、肩甲骨が所定の位置でビシッと止まり、鎖骨が後ろへきれいに伸びているからこそできる姿勢なのです。試しに猫背になってみてください。腕が前にきて、鎖骨は下がるし、前述したように肋骨のかごも縮こまってしまいます。今度は肩を後ろに引いて鎖骨を正しい位置にしてください。すると腕はきちんと真横につき、肩甲骨が良い位置に止まって姿勢を安定させることができます。肋骨は正しい位置で広く使えているはずです。鎖骨は姿勢を安定させるのに大切な働きをしているのです。

鎖骨がいつも下がっているのは体にとってとてもマイナスになるので、神様は一番見やすい位置に置いてくれたのです。朝、顔を洗う時にでも鏡に映して、鎖骨が伸びてきれいに後ろに引かれているかどうか見てください。そして「今日もご苦労さま、よろしくお願いします」と挨拶をしてください。この鎖骨はそれほどの役目を担っているのです。また、肩甲骨を下げようとすればするほど、鎖骨はよりしっかり伸びて体にとってベストの姿勢になります。見た目にも首がすっと伸びてとても若々しく見えます。この時、首の筋肉とそれにつながる筋肉が使われているので、常に肩甲骨を下げることを意識していれば、それだけで首の筋肉が育って頭を支える力がついてきます。

体のあり方はその人の気分にも影響します。いつも猫背で歪んだ姿勢を取っていると、気持ちまで暗く歪んで消極的な思考に向いてしまいがちです。もし、嫌なことがあったら、肩甲骨を「一ミリ」下げてみてください。不思議に「ああ、大したことではない」という気持ちになってくるものです。意識して肩甲骨を一ミリ下げて歩く、肩甲骨を一ミリ下げて机に向かう、肩甲骨を一ミリ下げて家事をする、そんな生活をすれば心も体も生き生きとした人生を送れますよ。

骨盤は全身を支える要

骨盤というと、私達は腰の両側にバンと張り出している大きな骨、腸骨《ちょうこつ》だけを指していると誤解しがちですが、実はそうではありません。背骨（脊柱）の一番下にある仙骨《せんこつ》と尾骨《びこつ》、そして恥骨《ちこつ》、坐骨《ざこつ》、腸骨が癒合《ゆごう》してできた寛骨《かんこつ》、この三つを総称して骨盤と呼びます。

六六ページの骨盤図を見ればよくおわかりいただけると思いますが、私達の体の中心柱である背骨を受け止めているのが、この骨盤です。

背骨の下のほうの仙骨を左右からがっちりと大きな腸骨が押さえ、またその二個の腸骨が前にカーブして恥骨で止めてあります。つまり仙骨の左右の二点と恥骨の結合部分一点の合計三点がしっかり押さえられることで、背骨が支えられているのです。きちんと上半身を支えるためには、お尻の筋肉にぎゅっと力を入れ、二個の腸骨を寄せてしっかりと仙骨を受け止めなければいけないのです。

さあ立ってお尻の筋肉をぎゅっと寄せてみてください。力が入ってこれらの骨が寄った時に、あなたの背骨はすっと伸び、正しい姿勢が取れることを感じられるでしょう。次にお尻の力を抜いてみると、背骨は崩れて猫背になり、重い頭を支えるバランスを取るために顎とおなかが突き出た形になってしまいます。

この歪んだ姿勢は体中すべてを歪ませてしまい、その結果、背骨の歪みや膝や腰の痛み、肩凝り、股関節の痛みなどいろいろな症状が出てくるのです。人間はまっすぐ立ってこそすべての部分が十分に機能し、つながり合って全体が良い状態で生きてくるのです。つまりこの骨盤が要《かなめ》で、ここがシャンとしていれば体は支えられて、いつもあなたにとって良い形でいられるのです。ですから体にとっては骨盤はたくましいほど良いわけですし、腸骨を寄せるお尻の筋肉が発達しているほど良いのです。

お尻の筋肉をぎゅっと寄せる習慣

またこのお尻の筋肉は、七〇ページの全身の筋肉図（後ろ）で見れば一目瞭然ですが、しっかりと脚の筋肉につながっています。お尻は脚なのです。即ち、お尻の筋肉を育てることは脚全体を育てることにもなるのです。お尻の筋肉はこのようにとても大切ですから、私達は日頃からぎゅっとお尻を寄せることを習慣にして、意識してこの筋肉を使って育てていきたいものです。

お尻の筋肉に力をつけることはいつでもどこでもできるのです。例えば電車に乗ってつり革につかまっている時、あるいは台所でトントントンと野菜を切っている時などが絶好の機会です。体操をしているなどとは決して人に気づかれません。

さて、骨盤は前述したように腸骨が前にカーブして恥骨で接触し、全体で輪になっています。内臓はこの受け皿があるからこそここでストップし、おなかにしっかりと収められているのです。この受け皿は男女で形と広さの違いがあります。

女性の骨盤は、胎児を育てて出産するという女性特有の役割を果たすために、男性の骨盤よりも幅が広く緩《ゆる》やかな形につくられています。男性の骨盤がハート形なのに対して、女性の骨盤はお椀を縦二つに割ったような形をしています。この広く緩やかなカーブの中で「いのち」が育つわけです。

この骨盤を見ると、胎児を育てて出産できるようになっているこの構造の素晴らし

骨盤図

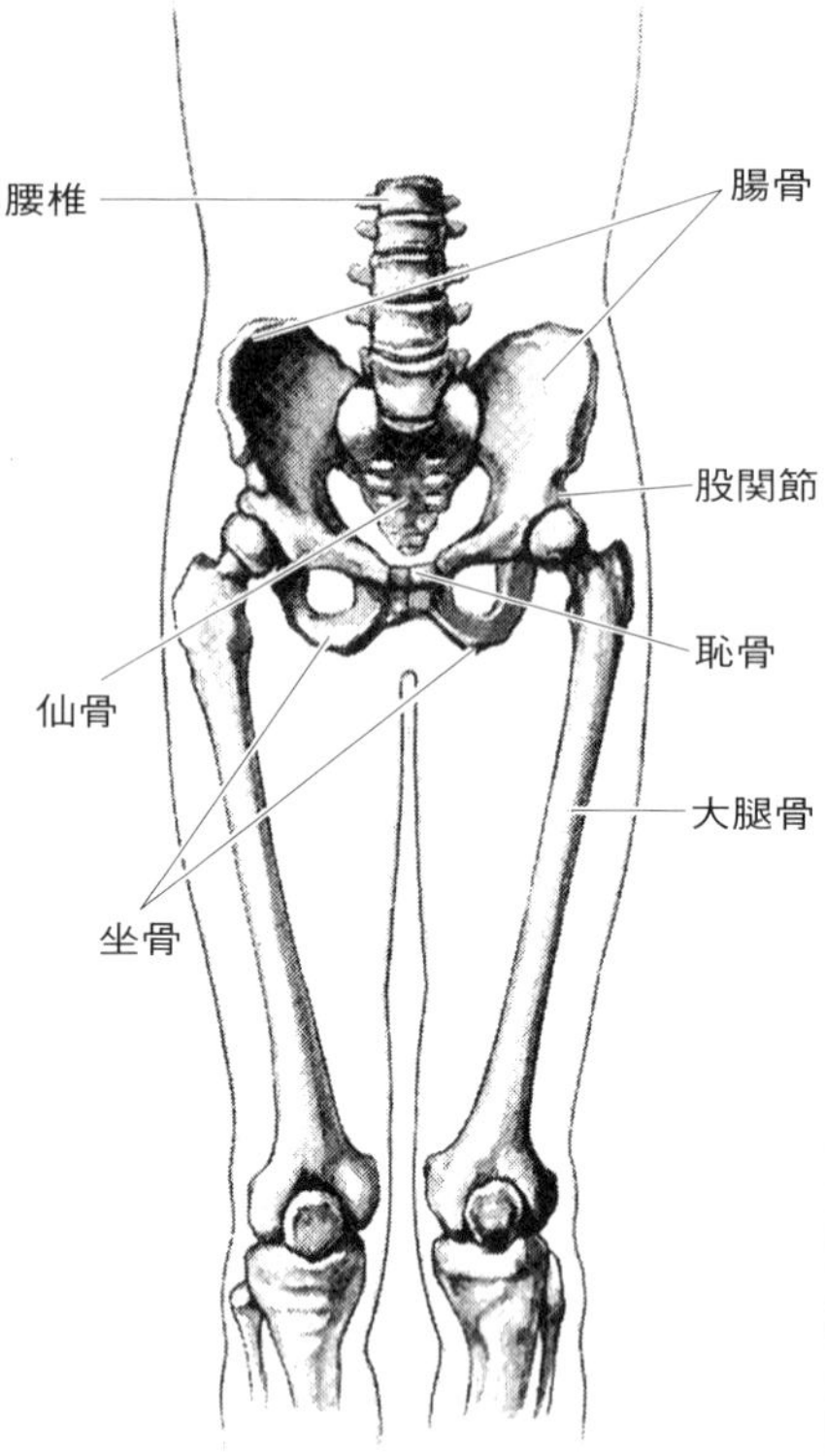

骨盤は背骨を受け止めている

さ、形の柔らかさに納得がいくのです。男女の役割によって、これだけ形を違えてつくられていることに対しても感動します。

筋肉は体中すべてつながっている

骨だけでは動けない

成人でおよそ二百個あるバラバラの骨をつなぎ止めて私達の体をこの形に支えてくれているのは筋肉です。

また、私達が意識しないレベルで、体のあらゆる器官を動かし、生命を維持する大切な働きの一端を担っています。

さらに立つ、歩く、噛む、まばたきするなど生きるために必要ないろいろな動きを可能にしているのは、すべて筋肉なのです。男性では体重の四十パーセント、女性では三十六パーセントぐらいが筋肉です。

私達が動くことができるのは、骨と骨との間の関節と筋肉の伸縮する力のおかげなのです。

関節をはさんで筋肉は対《つい》になっていますから、一方が縮めば片方は伸びるというしくみになっています。また、関節をまたいで交差した形で、それと同じ伸縮が対で行われるわけです。ですから一つの動作をするにはその関節をはさんでたくさんの筋肉の働きが必要なのです。この動く意味において体中の筋肉は見事につながっているのです。

全身の筋肉図（六九、七〇ページ）を見てください。足の指から出発した筋肉は、前も後ろも足首から、脚、お尻、腰、おなかへとつながっています。

また手の指から出発した筋肉は腕から肩へ、そして内側は胸からおなかにつながって腹筋のところで足からきた筋肉のつながりとひとつになり、外側は肩から背中につながって腰のところで同じように足からの筋肉のつながりとひとつになっています。

全身の筋肉がつながっていて丸ごとひとつであるということは、ある一部を動かし育てた時、それにつながる全身が使われるということです。

あなたの体すべてはこのようにできていて、つながり合い協調し合い、全身の

全身の筋肉図（前）

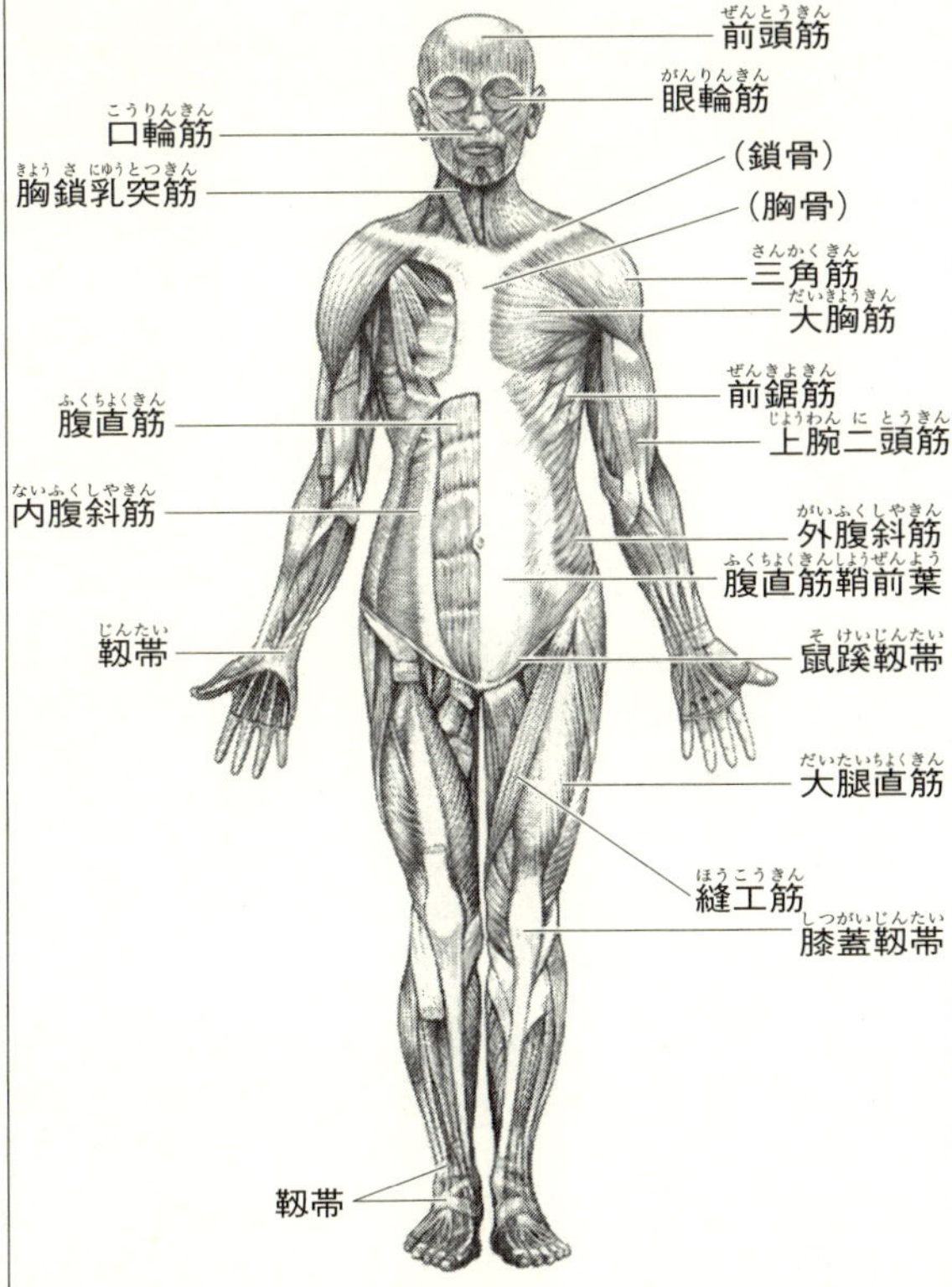
前頭筋《ぜんとうきん》
眼輪筋《がんりんきん》
口輪筋《こうりんきん》
（鎖骨）
胸鎖乳突筋《きょうさにゅうとつきん》
（胸骨）
三角筋《さんかくきん》
大胸筋《だいきょうきん》
前鋸筋《ぜんきょきん》
腹直筋《ふくちょくきん》
上腕二頭筋《じょうわんにとうきん》
内腹斜筋《ないふくしゃきん》
外腹斜筋《がいふくしゃきん》
腹直筋鞘前葉《ふくちょくきんしょうぜんよう》
靱帯《じんたい》
鼠蹊靱帯《そけいじんたい》
大腿直筋《だいたいちょくきん》
縫工筋《ほうこうきん》
膝蓋靱帯《しつがいじんたい》
靱帯

全身の筋肉図（後ろ）

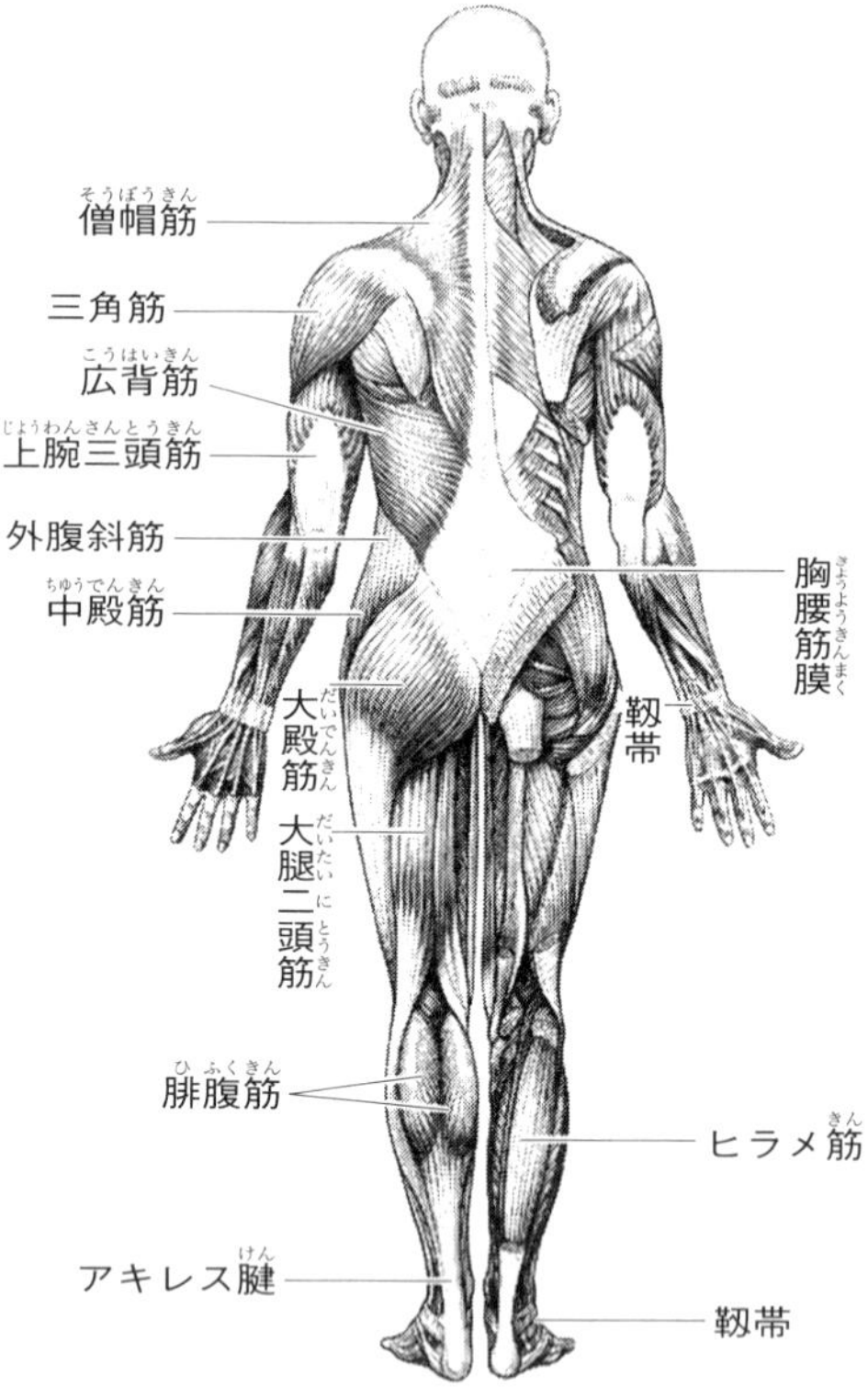
僧帽筋《そうぼうきん》
三角筋
広背筋《こうはいきん》
上腕三頭筋《じょうわんさんとうきん》
外腹斜筋
中殿筋《ちゅうでんきん》
大殿筋《だいでんきん》
大腿二頭筋《だいたいにとうきん》
腓腹筋《ひふくきん》
アキレス腱《けん》
胸腰筋膜《きょうようきんまく》
靱帯
ヒラメ筋《きん》
靱帯

すべてが素晴らしい力を持っているのです。このしくみをよく知り、意識を向けて動かすことができれば、自分を弱らせることなく生きていくことができるのです。

足の指は脳につながっている

私達は普通、「あし」全体を「足」と呼んでいますが、ここでは足首から腿のつけ根までを「脚」とし、「足」と分けてお話ししていきます。

まず、足の指です。あなたの靴の中でギュッと押しつぶされて普段はその存在さえ忘れられている足の指には、実はあなたのすべてを生き返らせるほどの素晴らしい力が秘められているのです。私は「あしは『いのち』」と繰り返し言っていますが、特に足の指が持つ体をよみがえらせる力に引きつけられ、「あし」と言えばすぐ「足の指」と思うくらいになっています。

私達はこの足の指があるおかげで立ったり、歩いたりできます。ここに力がなければきちんと立つ、地面を蹴って軽やかに歩くということはできません。また、足の指は、脚へとつながる筋肉の起点であり、全身の筋肉のつながりの起点なのですから、ここを動かして育てれば全身に刺激を与えて活性化することができるのです。さらに、足の指は手の指と同じようにその一本一本が脳にある運動野や体性感覚野と呼ばれる領域につながっています（一二九ページ参照）。

ここには例えば肩、手、腰というように体の各部分からの刺激を受ける部位が分かれて存在します。体を動かせば脳の広い範囲に刺激を与え、脳の発達を促進し、次にその脳からの刺激が体に戻って体を生かすのです。

足首はしなやかに、膝はまっすぐに

足の指からの筋肉は足首で束のようになって脚へとつながっていきます。即ち、ここが足と脚を生かすキーポイントで、足首がしなやかであれば、生きる要である足の指や脚を育て、力をつけることができるのです。その結果、歩く時の、かかとから着地して重心を前方へ移動させ最後に足の指で地面を蹴るという動作がスムーズにできますし、また膝の痛みも解消するのです。

現代の生活の中では膝をしっかり伸ばしたり、また、正座のようにしっかり曲げたりすることが少なくなっています。膝はいつも中途半端に使われている状態のため、関節の周りの筋肉のしなやかさがなくなって、膝が弱くなって痛む場合が多いのです。膝がまっすぐに伸びなくなると、まっすぐに立つという姿勢を保つことが難しくなりますし、歩くこと座ることなどの日常生活の基本の動作も大変になります。

では、膝をまっすぐに伸ばしてくれるのはどの筋肉でしょうか。

腿の前側の筋肉が膝のお皿を引き上げ、これが膝をまっすぐに伸ばす力となるのです。

実はこの腿の筋肉は私達にとってとても重要なのです。腿の前側の筋肉は膝をまっすぐに伸ばすだけでなく、骨盤を前側で支える力となり腹筋につながって上体を支える力となります。後ろ側はお尻の筋肉につながって骨盤を支え、股関節を支え、さらに腰を支える筋肉になっています。そして腿の側面は強い靭帯になっていて膝の関節や股関節を横から押さえて支える力、お尻から腰へつながって腰を支える力になります。内側は足の親指からつながって背骨を支え、骨盤を内側から支えてまっすぐ立つ力です。また、腿を育てていけば骨盤から背骨に刺激が伝わり神経のバランスを整

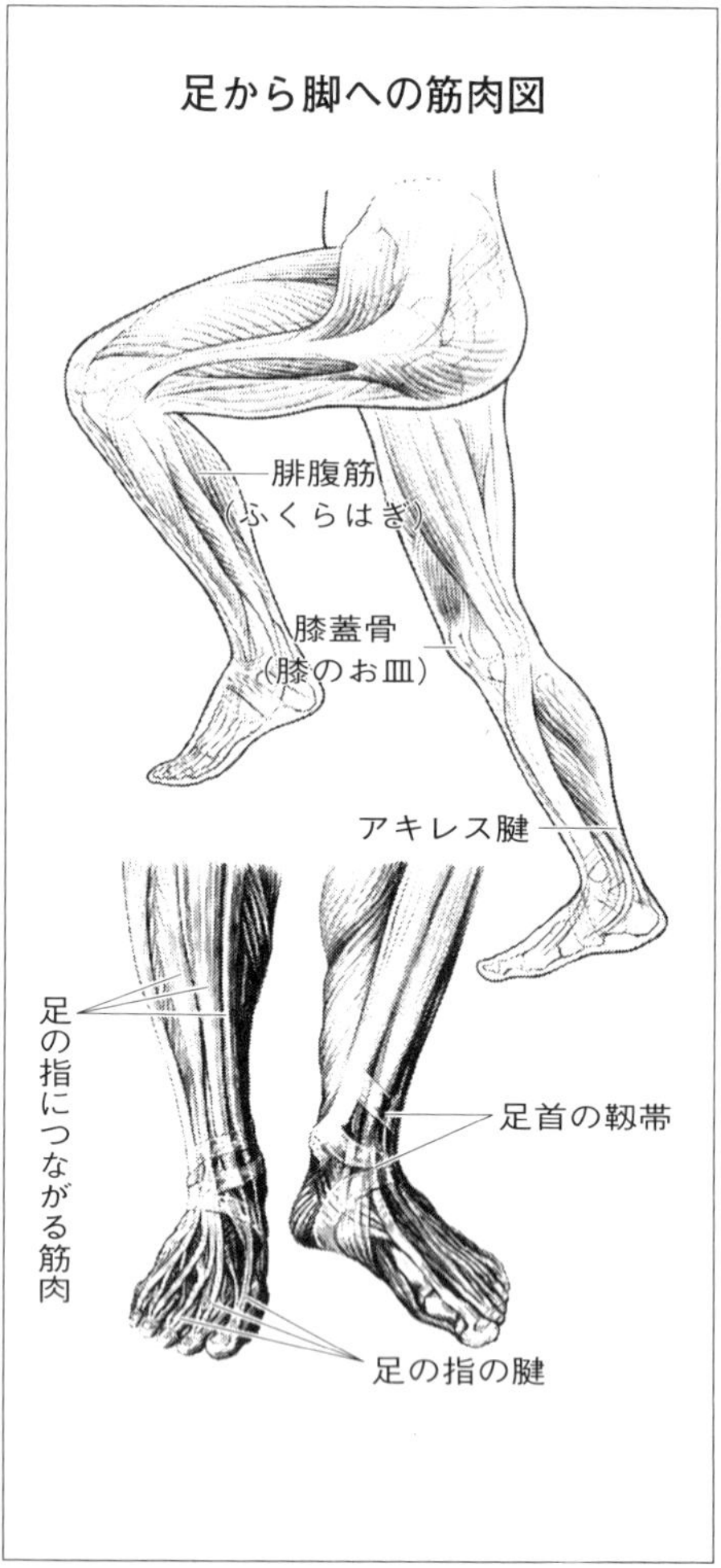
足から脚への筋肉図
腓腹筋
（ふくらはぎ）
膝蓋骨
（膝のお皿）
アキレス腱
足
足の指につながる筋肉
足首の靱帯
足の指の腱

え、全身の骨髄で行われている造血作用を促進することになるのです。

以上のようなしくみを知り、そこに気持ちを向けて動かすことで、これほど大切な腿を育てることができるのです。

もし、あなたが今、体に不調を感じているならば、それがどの部分だとしても、私はまず足を育てることを基本にすることを勧めるでしょう。たとえ頭痛でも視力の低下でも耳鳴りでも。なぜならば、今まで述べてきたように体の各部分はつながり合っており、その起点が足だからです。このように体を部分ではなく丸ごとひとつで捉えられる視点を持ってあなたの体を見つめてほしいと思います。

手のスジ肉は繊細な仕事も力仕事もこなす力を持っている

手のような大切な部分には、しっかりとした太い筋肉が必要だと皆さんは思うでしょう。ところが、実際には私達の手の筋肉は薄く、必要最低限しかついていません。なぜでしょうか。

もし手に太い筋肉をつけてしまうと野球のグローブのようになってしまい、繊細な仕事をすることも鋭敏な感覚を持つこともできなくなってしまうからです。ですから、神様は太い筋肉ではなく強いスジ肉をつけることによって、手に繊細な仕事をこなす器用さと敏感な感覚を与え、同時に力仕事をこなせる強靭さも与えてくれたのです。

ここで「スジ肉」と私が呼んでいるのは「腱《けん》」のことです。「腱」というとそのイメージが湧きにくいと思いますが、お肉屋さんで目にする肉にある白いスジと同じようなもので、それよりももっと強靭にできています。

一本一本の指には骨を守るようにスジ肉がおおい、手首で束になっています。手首は神経や血管が束になっている大事な部分なので、靭帯で包帯のようにしっかりと巻かれ、守られています。靭帯でしっかりと巻かれているおかげで、指先にしっかりと力が入り、握力もあるのです。

一方、手の平は骨と骨の間に筋肉やあぶら身がついていて柔らかいつくりになっています。優しく触れたり、大切なものを壊さないように仕事をすることができるのはこのためです。

手は呼吸する筋肉につながっている

さて、手首で束になったスジ肉はそのままつながって腕を形づくっています。さらに腕の内側は胸と脇に、腕の外側は背中と脇につながっています。このつながりはボディビルのポーズを見るとよくわかります。腕に力を入れると胸の筋肉がモコモコと出てきますし、腕の力を抜くと胸の筋肉は平らになります。

腕と胸、背中、脇のつながりを見ると、腕を上げたりまわしたりする動きは肩の筋肉だけで行っているのではなくて、胸と背中と脇の筋肉によるものであることがわかります。腕は胸、腕は背中、脇も腕なのです。

全身の筋肉図（六九、七〇ページ）で見ると、胸と背中の筋肉は肋骨を吊り上げて上に伸び、肩のところで束となって腕につながっているのがわかります。肋骨一本一本にくっついてそれぞれを支えて、肋骨をアコーディオンのように上下に動かしています。

この働きで私達は呼吸をしているのです。肋骨を押さえながら深く息を吸ってみると肋骨は上がり、息を吐けば下がることが自分で感じられます。

つまり手から始まった筋肉のつながりは「呼吸する筋肉」だったのです。私はこのことに気づいた時、「手は必ず毎日使うだろう。顔を洗うし、髪の毛もとかすし、ご飯も食べる。四六時中使うだろう。だから一番大切な呼吸する筋肉につないでおいたよ」という神様の声が聞こえてくる思いがしました。

現代生活は昔のような手仕事が減り、手を使わなくなっています。手を使わなくなったということは、呼吸する筋肉を徐々に弱くしていることなのです。

私達は便利さや快適さばかりを追求していくうちに、生きていくうえで絶対に必要な呼吸運動を支える筋肉までもどんどん弱くしていっているのです。その結果、呼吸が浅く、肋骨自体も育っていない子供達をつくり出しているのだと思います。

前述したように肋骨、鎖骨、肩甲骨は連動するひとつのグループです。このグループが自由だから私達はしなやかに動けるのですが、形としてはとても不安定です。不安定なものだからこそこのグループの周り、胸と背中にはきちんと支えられるだけの筋肉がぎっしりと張りめぐらされています。

また見方を変えれば、これだけの量の筋肉の力がこの部分にあるからこそ私達は一生呼吸し続けることができるのです。つまり、胸と背中の筋肉は上体を支え、頭を支え、呼吸をする筋肉なのです。

ここが弱くなってくると、上体を支えられずに肩が凝ったり、疲れやすくなったり、元気が出なくなったりするのは当然なのです。

私達のためにこれだけの働きをしてくれる筋肉ですから、この部分を弱らせるわけにはいきません。意識して自分で動かして育てていくしかないのです。手や腕をしっかり使い育てて、この筋肉をいつも生き生きとした状態にしておきたいものです。

噛むことは顔中すべての筋肉に刺激を与える

よく噛むということは食べ物をすりつぶすだけではなく、消化に必要な唾液の分泌を促進することにもなります。顎《あご》の周りには唾液を出す唾液腺があるので、噛んで顎を使えばこの唾液腺が刺激を受けるのです。唾液は食物を飲み込みやすい形状にし、またその中には消化酵素や唾液腺ホルモンが含まれ、最近ではよく噛むことがガンの予防に効果があると言われています。さらに唾液が不足してくると、明瞭な発音ができなくなります。

さて、「噛む」ことはこの他にも私達の体にとって重要な多くの意味を持っていま

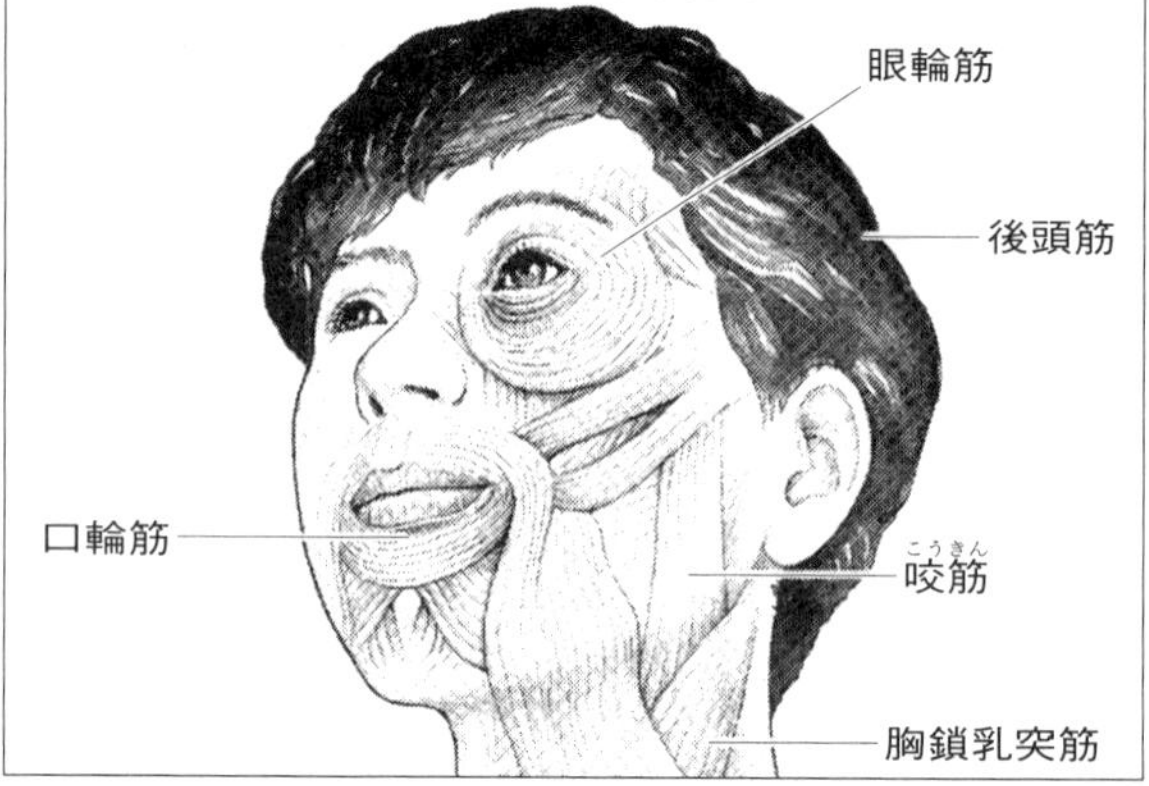

顔と首の筋肉図

す。

顔と首の筋肉図（上）を見てください。

顔と首に境目はありません。「噛む」ということはこれらすべての筋肉の運動によってできるのです。

まず、顔について見ていきましょう。筋肉図で見るように、顔の筋肉はつながり合っています。この筋肉のつくりを見て、私は以前から「筋肉が弱ってくると、目が疲れてくる」と言い続けてきました。筋肉の発達と視力の関係は、数多くの生徒さんに触れてきた経験からも言えることです。

視力と筋力との間に関係があるとは意外な感じがするかもしれませんが、ものを見るための水晶体を調整するのも筋肉なのですから、当然なのです。

またこのつながり合った顔の筋肉を見れば、嚙むことによって顔中の筋肉すべてが動いて生かされ、視力ばかりでなく、聴力も嗅覚も刺激を受け育っていくことがわかります。

さて、背骨は顎のつけ根、ちょうど耳の下くらいの高さまで伸びていて、まるで脳に突き刺さったようになっています。この近くの頭蓋骨の神経孔から顔面神経や三叉神経が出て顔中に広がっています。嚙むことで顎を使えばこの顔面神経や三叉神経を直接刺激するので目や耳、鼻などの器官も刺激を受けて活性化されるのです。

嚙めないことは生命力の低下につながる

「きくち体操」の動きの中で、口をこめかみから大きく開け、両手の平を合わせて口に指を入れる、嚙む力をつける動きがあります（一八四ページ参照）。この動きを実際に行うと、目の前が明るくなってすべてがはっきりした感じがしますが、それは先に述べたような理由があるからだと思います。この動きをすると頭もすっきりとしますが、それは口を開くことで、ポンと載っているだけの頭蓋骨をしっかり押さえている筋肉が使われて脳にも刺激を与えるからです。噛めば脳に刺激を与え、脳を活性化するのです。

「よく噛んで食べるんだよ」と言われたことには、先人達の知恵が込められていたのですね。このようによく噛むことは脳の発達や認知症の予防に効果があるのです。

噛むことの効用はこの他にも肥満防止、味覚の発達、言葉の発音が明確になるなどが挙げられます。また、顎の骨を刺激して歯の発育を助けたり、歯茎に血液を集めるので歯槽膿漏の予防にもなるのです。さらに、「噛む」力は首の筋肉の力でもあるわけですから、首を育て、それにつながる呼吸する筋肉にも刺激を与えることになるのです。

以上のように、「噛む」ことで脳が活性化し、目が見え、耳が聞こえ、匂いが嗅《か》げ、唾液も出て、また呼吸する力ともなるのですから、「噛む」ことは私達の「いのち」をつなぐ一番の基本作業なのです。赤ちゃんがオギャーと泣いて生まれるのはその意味で象徴的なことです。生まれると同時にあれだけ大きな口を開けて、生きるための最初の作業として肺を動かし、嚙む準備を始めるのです。

先の動きを高校生にやってもらうと、皆あまり口を開けることができないのに驚かされてしまいます。中には指が一本しか口に入らない人もいます。今の生活はそれだけ口を開かなくなってしまった、つまり軟らかいものばかり食べるため、嚙まなくなってしまったのです。ですから言葉がはっきりしないし、少しでも硬いものは嚙めない、唾液が出ないので食事中も何か飲みものがないと飲み込めないということになるのです。「嚙めない」ということは生命力の低下を意味しますから、私達はこの嚙む筋肉をいつまでも使って育てていかなければなりません。寝たきりの人でも嚙む力があれば回復の希望があるというくらい、嚙むというのは「いのち」をつなぐ作業なのです。

おなかは腹筋で守られている

おなかは、胃、腸、肝臓、胆囊《たんのう》、膵臓《すいぞう》など、消化器官や泌尿器などが詰め込まれていて、本来骨でしっかりガードしなければならない重要な部分です。けれども、大事だからと言ってこの部分を骨で覆ってしまったら、私達は身動きができず、また食べ物を消化することもできないはずです。しかも女性の場合は妊娠して胎児を育てることも不可能になってしまいます。ですから、骨に代わる、頑丈でしかもしなやかな筋肉があるのです。それが腹筋です。

腹筋というと肋骨から下腹部に向かって縦に走る筋肉をイメージしますが、腹筋はこの筋肉ばかりではありません。八五ページの図を見ればわかるように、この中央にある縦の腹筋の両側には、深部では真横に向かう筋肉や斜めの筋肉があって、その上部にまた斜めの筋肉があります。これらの筋肉の力で、内臓を外からの衝撃から守ったり、内臓が外に飛び出さないよう押さえたり、前側から背骨を支えたりしているのです。

肋骨が常にこの位置でまっすぐいられるのも、実は腹筋の果たす力が大きいのです。骨盤を引き上げて正しい位置で止めているのも腹筋の力です。さらに斜めの筋肉の働きで私達は体をねじったり曲げたりの動作ができるのです。特に、上の端が肋骨から始まり、下の端が骨盤の縁で止めてある中央の縦の腹筋は、おなかの前という重

おなかの筋肉図

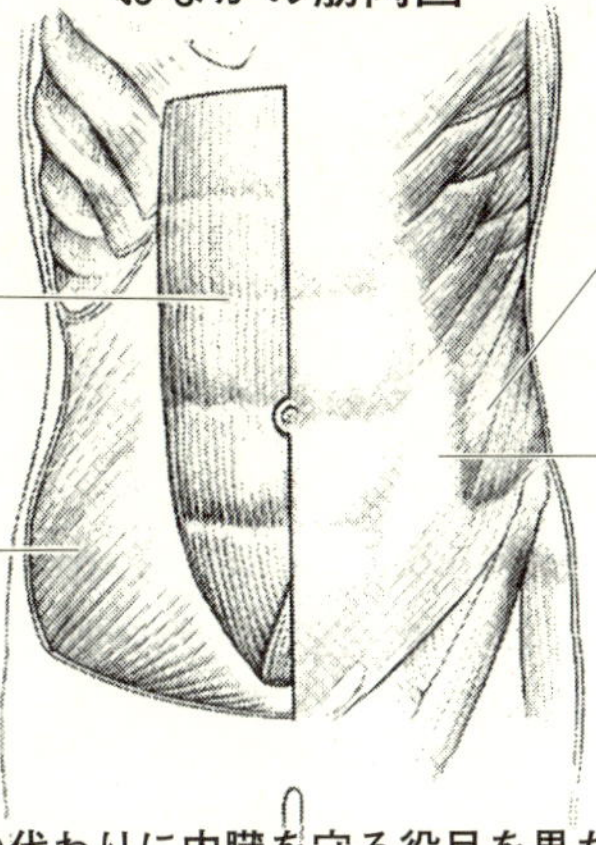

腹筋は骨の代わりに内臓を守る役目を果たしている

要な位置にあり、強靭なスジ肉でびっしりと覆われています。

おなかは生きていくうえで最も重要なところだからこそ、これほど丁寧につくられているので、これらの筋肉を力のないあぶら身にしてはならないのです。

腹筋育ては死ぬまでやり続ける

また、経験的に言って、足や脚のむくみ、痺《しび》れ、冷えを訴える人は足や脚自体も萎えていますが、腹筋もあぶら身ばかりで力がありません。反対に言えば、腹筋を育てることで足や脚に力がついてこのような症状は改善されていくのです。

以上のようにおなかを見れば見るほど、腹筋を動かし育てなければいけないという思いが強くなるので、私は絶えず「腹筋を育てる動きは死ぬまでやろう」と言い続けています。

腹筋は、常におなかを引くことを意識するだけでも十分育てることができます。ある生徒さんが一週間おなかを引くことを意識して過ごした後、教室で体を動かしてみたら、それまで腹筋を育てる動きでは体を起こせなかったのに、それができるようになったのでびっくりしていました。さらに、他の動きも思いがけずスムーズにできるようになったのでとても驚いていました。腹筋にはそれほどの力があるのです。それは腹筋が体の要であることを意味しています。「きくち体操」の動きを積み重ねていくとそれを自然に実感することができます。そして、常に腹筋を意識する習慣がつきます。

第3章

奇跡を呼ぶ「きくち体操」の秘密

人間の体を動かし、生命を維持しているのは筋肉

すべての希望は筋肉に秘められている

「きくち体操」に通い始めると多くの方はどんどん変わっていきます。ただ単純にスリムになったとか、プロポーションが良くなったとかいう外見的なレベルだけではなく、その人の雰囲気がすっかり変わってしまうのです。かたくなだった雰囲気が徐々に柔らかくなったり、自信がなく暗い印象だったのが生き生きと輝きだしてすっかり若返ったりするのです。私は、元気いっぱいに変化していく仲間達の様子を毎日のように教室で見ることができます。

私達の体はとても素晴らしくつくられており、それぞれの体はこの世でたった一つしかない宝物です。この宝物を大切に育てていけば、信じられないほど良くなれる力

を私達は誰しもが持っているのです。

そして、良くなれるという希望は、実は筋肉にあると言ったら、皆さんはびっくりなさいますか。おそらく即座には理解できないかもしれませんね。

筋肉と言えば、多くの人は、あのスポーツで鍛えた隆々とした筋肉をイメージすることでしょう。その筋肉が、体だけでなく精神までも健康に導く力を持っているとはとても思えないことでしょう。

しかし、私が申し上げる「きくち体操」で言う筋肉とは、今皆さんが抱いているイメージとは全く違うのです。私は体を見つめていく中で、私なりにそれを掴み取りました。筋肉が私達の体で何をしているのか、まずそれを知ることです。

それはあなたの前にどこまでも広がる可能性という道の第一歩になるはずだと思います。

私達の骨は本来バラバラで、そのバラバラな骨をつなぎ止めて私達の体をこの形に支えているのが筋肉なのです。

また、私達が意識しないレベルで、体のあらゆる器官を動かし、生命を維持しているのも筋肉の働きなのです。

さらに、立つ、歩く、嚙むなど生活を営むために必要ないろいろな動きを可能にしているのはすべて筋肉なのです。こうして考えると、筋肉がなければ私達が生きていけないということは容易に理解できます。

筋肉は動かさないとあぶら身になる

もし、筋肉の力が弱くなれば、支える力、動かす力が弱くなるということですから、人間の形は崩れて体のいろいろな部分が歪んでしまいますし、生命を維持し、生活を営む動きも弱くなってしまいます。

筋肉の力が弱くなるというのはどういうことでしょうか。

誰でも経験のあることでしょうが、運動しないと筋肉はやせて軟弱になってしまいます。例えば、学生時代にはスポーツをしていたのに社会人になってやめたらどんどん筋肉が落ちたとか、闘病生活が長引いて脚や腕が細くなったという話はよく耳にします。

筋肉は動かさないと衰えてしまいます。衰えるということは、本来いわゆる「赤身」でなくてはいけない部分の筋肉を動かさずに使わないでいる結果、筋肉がやせ細って、脂肪が増え「あぶら身」状態になってしまうということです。

「脂肪」はクッションとしての役割のほか、保温のために、またエネルギーの貯蔵庫としても必要です。しかし、脂肪の部分には、血液や神経が通っていないので、動かすことができません。必要以上に脂肪が入り込んでしまった「あぶら身」状態の筋肉は、さまざまな弊害をもたらします。血管も神経も弱くなってしまいますし、エネルギーを蓄えておく力も落ちてしまうのです。

この「あぶら身」は、継続的に体を動かしていないとどんどん増えていきます。食の変化と便利で楽な生活が、私達の体にどんどん「あぶら身」をつけているのです。必ずしも太っているから「あぶら身」が多く、やせているから「あぶら身」が少ないとはいえません。例えば、最近の若い人は全体的にとてもスリムですが、比較的「あぶら身」が多いのです。スリムなうえに「あぶら身」ではパワーは生まれません。

このように、動かない、つまり筋肉を使わないということは、じわじわと筋肉の質を変えてしまうということなのです。そして、筋肉の質が低下して弱くなると、ひどい場合は自分の体を支えることすら難しくなってしまいます。

出産後スジ肉がゆるんで立てなくなってしまった

「きくち体操」の教室に、出産後間もない若いお母さんが、ご主人におんぶされてやって来ました。彼女は赤ちゃんを産んだ直後から体が自由に動かなくなってしまったのです。取り上げられた赤ちゃんを見たきり、その向きのまま首も動かなくなってしまったというのです。起き上がることも、赤ちゃんを抱くことも、お乳を飲ませることもできません。結局、彼女のお母さんが赤ちゃんと彼女の面倒を見ているのですが、困り果てて相談にいらしたということでした。

「骨盤は全身を支える要」の項（六三ページ）で述べたように、人間の体の中心柱である背骨は骨盤によって支えられています。二個の大きな腸骨が両脇から背骨の終わりのほうにある仙骨という骨をがっちりと押さえ、またその二個の腸骨が緩やかにカーブしながら前にきて恥骨の部分で止めてあります。ここは左右のそれぞれの恥骨の間のスジ肉によってしっかりと止められています。つまり仙骨の左右の二点と恥骨の結合部分の一点の合計三点がしっかり押さえているので、この背骨が支えられているわけです。

さて、出産時は赤ちゃんが通りますから、この三番目のポイントである恥骨を結合させている筋肉がゆるみます。普通は出産を終えると自然に元に戻るわけですが、その筋肉に力がない場合、ゆるみっ放しになってしまうのです。三点のうちの一点の力が弱くなってしまうわけです。すると他の二点もゆるんで、三点によって支えられていた背骨は支えられなくなってしまうのです。

この若いお母さんの場合も恥骨を結合させている筋肉があぶら身になっていたので回復する力がなく、ゆるみっ放しになってしまったのです。そして背骨を支えることができず、腰から上に力が入らなくなってしまいました。首を動かすことすらできなくなってしまったのです。

気づかないうちに弱っていく体

さらにこの状態になると、脚を前に出すこともできなくなってしまっていたのです。皆で彼女を支えて立たせ、何とか歩けるようにしてあげようとしたのですが、彼女は、脚を前に出すことさえできなかったのです。もう自分の脚ではなくなっているのです。

できるのは横に出すこと、つまり蟹歩きでした。恥骨を結合させている筋肉がゆるむと脚が前に出なくなってしまうということを、私もこの時初めて知り、とてもびっくりしてしまいました。そして、先に述べた三点がきちっとしていてこそ、私達は立って脚を前に出して歩けるのだということを知りました。本当に人間の体とは、よくできている反面、全部がつながっていて丸ごとでひとつですから、一ヵ所にトラブルが起きると、全体に影響が出てくるのです。ここがゆるんだから、そこだけちょっと修理しておこうというわけにはいかないのです。私はこの若いお母さんからたくさんのことを学びました。

彼女はその後教室に通ってだいぶ良くなりました。「きくち体操」をしていくことで、このゆるんだ筋肉が本来の力を出すことができるようになったのです。

今、若い女性の出産によるトラブルが大変に多くなっているのです。特にこのケースのように本来持っているべき体の力が発揮できないことによるトラブルが多いのです。

恐ろしいことです。このまま世の中がさらに便利に楽になっていくと、人間の体はどうなってしまうのでしょうか。自分の体を支えることもできなくなってしまうのではないかという危機感を私は強く持っています。だからこそ彼女から学んだことを皆さんに伝えて、意識して動かすことによって私達一人ひとりが持って生まれた力をなくさないようにしなければいけないと思うのです。

骨をつくるには、動かし続けなければならない

私は講演会で「骨はどうすればできると思いますか」という質問をよく投げかけます。すると、必ず「カルシウムを摂ること」「日に当たること」という答えが返って

きます。確かにカルシウムを摂ることや日に当たることは骨をつくるのに大切な要素ですが、それだけでは私達の骨はできません。

骨は、動くことによってできるのです。筋肉の動く刺激があって初めてつくることができるのです。意外と思われますか。例えばテレビでご覧になって覚えている方も多いと思いますが、かつて宇宙から帰還した宇宙飛行士はまず車椅子に乗せられていましたね。

宇宙は無重力ですから、筋肉を使わない状態で長時間過ごした飛行士の骨は弱体化してしまうのです。しかも骨は回復するのに体の中で一番時間がかかりますから、リハビリを積んで元の体に戻していくのです。

これは他人事ではないのです。宇宙空間のような特殊な状況ではないにしても、現在の私達の生活は、ある意味ではこれと同じような状況になってきているのです。

今のような至れり尽くせりの文明社会は、昔の生活に比べれば無重力のような生活です。便利な世の中に慣れてしまった私達は、体がだるいから動かないとか、面倒くさいから車に乗って行こうとか、疲れるからエスカレーターに乗ってしまうとか、無

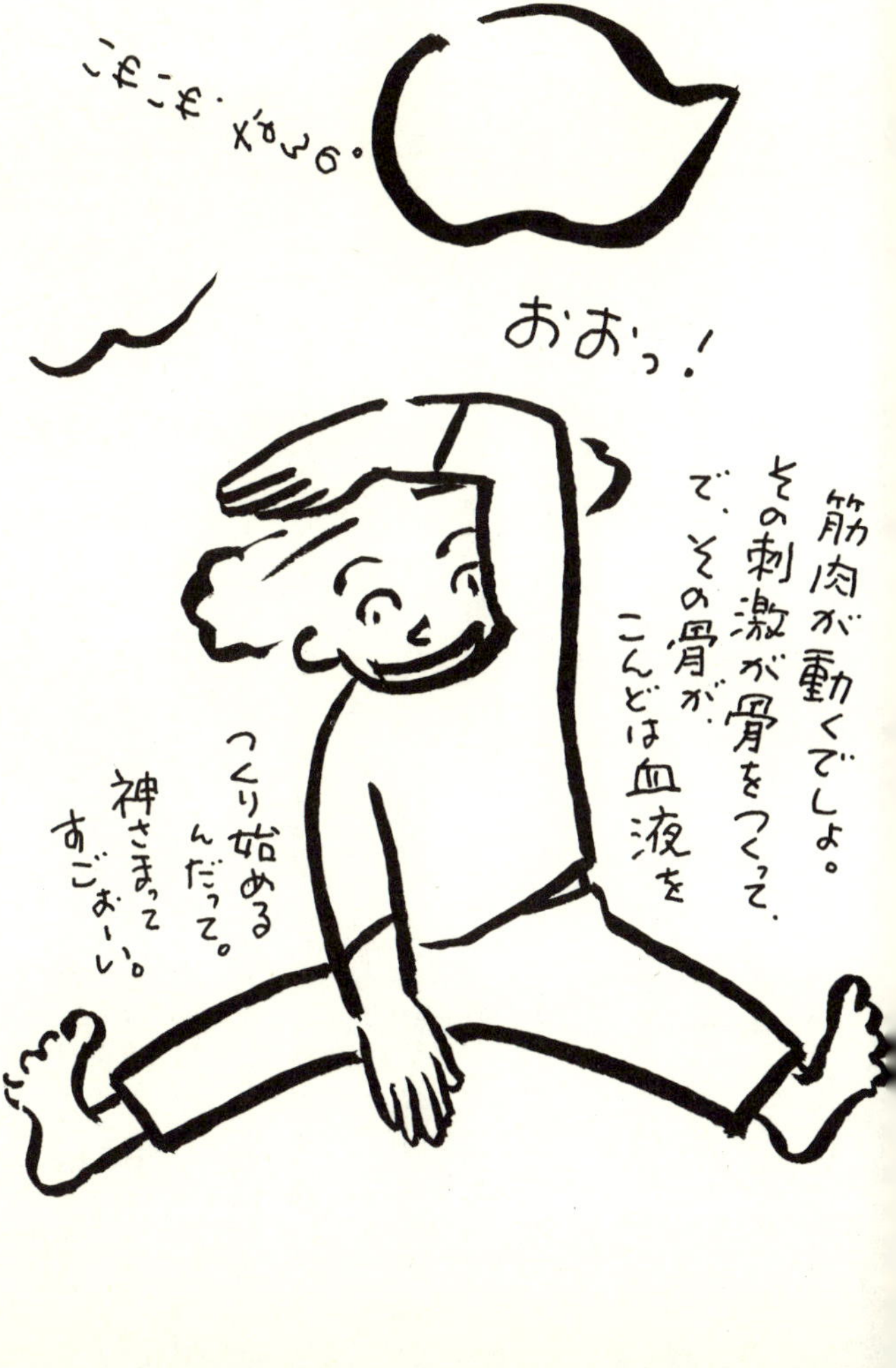
おおっ！
筋肉が動くでしょ。
その刺激が骨をつくって、
で、その骨が、
こんどは血液を
つくり始める
んだって。
神さまって
すごぉーい。

意識のうちにいつも体が楽なほうを選んでしまいます。よほど意識していないと日常の生活の中で十分に体を動かすことが難しくなっているのです。動かないと筋肉はどんどんあぶら身になってしまい、その動く刺激でつくられる骨も自然に弱くなっていきます。骨粗鬆症《こつそしょうしょう》の増加が問題になり、カルシウムの摂取が大切だという認識は強まったものの、筋肉の動く刺激が必要なのだと第一に考えて実行している人は少ないのではないでしょうか。このことをしっかりと理解していれば、安易に車に乗ったり、横に階段があるのにエスカレーターの前に行列ができたりしないと思うのです。

さて、私達の体は常に新陳代謝を繰り返し、毎日新しく生まれ変わっているのです。新陳代謝とは生命を維持するために必要なものを体内に取り入れ、不必要になったものを体外に出す交換作業のことです。

例えば、抜け毛や垢などはこの作業の結果です。私達は栄養を取り入れながら常に新しい細胞をつくり続けているのです。しかし私達は、体が常に新陳代謝を繰り返していることを漠然とは知っていても、なかなか実感できるものではありません。

特に骨が新しい細胞をつくり続けていると知っている人は少ないのではないでしょ

うか。

多くの人は、骨は背丈が伸びなくなる頃に完成してしまって、後はそのままの状態で維持され、歳をとると老化してボロボロになるものだと思っているようです。しかし、私達の骨は、毎日生まれ変わっているのです。

骨の中には血管や神経が通っています。この血管を流れる血液が骨にとって必要な栄養と酸素を運んできて新しい細胞をつくりだします。また、骨はカルシウムの貯蔵庫になっています。

カルシウムは筋肉や神経を正常に機能させるなど、私達の体にとって重要な役割を果たしています。そして、体が必要とする場合はこの貯蔵庫から血管を通して運び出し、また貯蔵庫に補充していくのです。骨はこうして常に体の正常な状態を維持するための活動もしているのです。

生涯、骨はつくられている。「老い」という言葉であきらめない

では、この骨の活動はいつまで続くのでしょうか。いったい、骨はいつまで新しい

細胞をつくり続けるのでしょうか。

骨はだいたい二十歳くらいで成長をとめますが、骨を維持する作業は生涯続くのです。八十歳になっても九十歳になっても、あなたの体の中で新しい骨はつくり続けられているのです。ただしこれは、筋肉を動かす刺激があることを前提にした場合です。筋肉を動かす刺激がなくては、たとえ四十歳でも骨をつくる力が落ちて、骨はスカスカになってしまいます。

この「骨は生涯つくり続けられる」という事実は、私達にとって、なんという希望でしょう。生きている限り、私達の体は骨をつくり続けてくれるのです。老化という言葉で、自分を捨てたり、あきらめたりする必要はないのです。この体のつくりがそれを示しています。

ある講演会でのことでした。私は「骨は生涯つくり続けられる」という話をしていました。その時に、一人の男性が立ち上がって私に訴えるように話し始めました。

「僕は今、七十歳です。今日まで人に迷惑をかけるような生き方はしたくないと思って、一生懸命に生きてきました。毎日食べるものにも気をつけ、体を動かし、人の役に立つ仕事もしてきたつもりです。しかし、最近、膝の調子が悪くなり、初めて病院に行きました。その時、お医者さんが僕の脚とカルテに書かれた歳を見比べて、『もう、いいじゃないですか。このくらいの歳になれば誰でも痛むものですよ』と言ったんです。ろくに診察もしないで、痛ければ痛み止めを出すという感じでした。僕にはその時、『もう、いいじゃないですか』と言った医者の言葉が、『もう、生きていなくてもいいじゃないですか』というふうに聞こえました。本当にショックを受けました。自分の人生で、あなたはもういいじゃない、いなくてもいいじゃないと言われる時が来るなんて想像もしていなかったのです。

その言葉がきっかけになって、僕は今まで迷惑をかけないように生きてきたつもりなのに、本当は迷惑だったんだと気がついたんです。そう思ったら、その日から毎日、どうやって死のうかと考えるようになりました。来る日も来る日も、考えることは、どうやって死んだら皆に迷惑をかけないかということだけでした。

でも先生は今、いくつになっても新しい骨ができてくるとおっしゃいましたよね。要するに僕にも新しい骨ができているんですよね。治るんですよね。生きていてもいいんですよね」

顔を紅潮させて話し始めた彼の訴えを聞いて、私は胸が締めつけられる思いでした。場内の人々の表情にも、一瞬はりつめたような緊張が感じられました。

「当たり前じゃないですか。あなたという人はこの世でたった一人。同じ人はいないのです。どれだけ大切な人か、どれだけ大切な『いのち』か。七十年も生きてきたということは、それだけ人生を積み重ねたということ、それだけ価値があるということです。

あなたは知恵袋なのです。あなたから学んで生きていく人がたくさんあとに続いているのです。あなたがいなくては困るんじゃありませんか」

私がこの言葉を言い終わるやその男性は男泣きしました。そして、とても力強く、

「今日は本当に来て良かった。僕は生きてていいんですね。この体操をして、早く脚を治してまた皆の役に立ちたい」

と言ってくれました。会場は、皆の拍手に包まれました。

この日、私を含めてその会場にいたすべての人は、その男性から多くのことを学び

取りました。皆が生きる希望を感じ取ったのです。

「生きていく限り私の体は骨をつくり続けていく。そして、そのためには、私は動き、動き、続けていかなければならない」ということを心に刻み込んでほしいと思います。

筋肉の動く刺激が骨をつくり、骨が血液をつくる

骨はどうすればできるかがわかりました。では、体をつくっている血液はどこでつくられるのでしょうか。その質問をしますと、皆さん、首をかしげてしまいます。健康に対する関心が高まり、それに関する情報が氾濫しているのに、私達は、肝心な自分自身の体については何も知らないのかもしれません。

私達の「いのち」をつなぐ血液は主として骨の骨髄の中でつくられているのです。骨髄は骨の中心部に網の目のように張りめぐらされて詰まっています。骨髄には造血作用を営んでいる赤色の部分と、造血作用を営んでいない脂肪組織の黄色の部分があります。子供の時には造血能力のある赤色骨髄が多く、成人するに従って赤色骨髄は黄色骨髄に変わっていきます。しかし、非常の際――例えば、貧血や出血で血が足り

なくなると、脳から造血の指令が出て、この黄色骨髄が一部赤色骨髄に変わって造血作用を補うというのですから、人の体というのはなんと巧みにできているのでしょう。

しかも、この造血作用は私達の全身の骨の中の骨髄で行われているのです。頭蓋骨でも、肋骨でも、手足の小さな骨一個一個でも、あなたの体のすべての骨で行われています。あなたを生かすために、体中の骨の中で必死になって血液をつくり続けていてくれるのです。

体の中のその一個一個の骨が「いのち」を支えてくれているのです。

そして、その骨をつくるのは、食べ物と筋肉の動く刺激です。つまり、血液は骨の中でつくられ、その骨をつくるのは食べ物と筋肉の動く刺激なのですから、私達にとって筋肉はとても重要だということがおわかりいただけるでしょう。まさに筋肉こそ健康への鍵なのです。そして筋肉が健康への鍵だと認識したからこそ、どうすればこの筋肉を正しく効果的に育てられるのかを私は考え始めたわけです。

「きくち体操」は「いのち」に直結する筋肉の育て方なのです。その詳細は第４章で述べさせていただいています。ここでは血液をつくる源である「食」について述べたいと思います。

皆さんは食べ物をどのように選んでいますか。健康志向の高まりとともに食に関する情報が氾濫し、私達は食に関する知識をずいぶん身につけているように思われます。しかし、実際の食生活はどうでしょうか。食の知識を基にして食事を管理しているのは一握りの人達だけで、多くの人はカロリーばかり気にして、これは体に良くないと思っても、いざ食べるとなれば結局、美味《おい》しさ、手軽さ、食べるお店の雰囲気の良さなどで選んでいるのではないでしょうか。ひと頃のグルメブームが落ち着き、自分の体に優しい食べ物を摂るという傾向は強くなったものの、やはり食は快楽であるという考えは消えませんし、現在ではファッションであるという側面さえ出てきています。

食べ物が細胞の一つひとつをつくる

しかし、考えていただきたいのです。そのようにして選んだ食べ物が、あなたの細胞の一つひとつをつくっているという認識を持っていただきたいのです。あなたの食べたものがあなたの血液になり、血液が細胞を育てるのです。私達の体は食べたものでつくられているという、このことを改めて脳にインプットしてください。

では、私達人間にとって最良の「食」とはどのようなものなのでしょうか。

そのことを考えるためには、私は体のつくりを知ることだと思います。体のつくりは、何が一番私達に適している食べ物であるかをはっきりと示しているのです。つまり体の受け入れ態勢に合った食べ物が私達にとって最適な食べ物ということになるわけです。

まず、あなたの歯を見てください。歯の役割とそれぞれの歯の数が何をどれだけ食べたらよいのかを的確に示しています。

歯の役割に食べ物を振り分けると、前歯→噛み切る→菜類、犬歯→突き刺しちぎる→肉類、臼歯《きゅうし》→すりつぶす→穀類。それぞれの食べ物の量の割合は歯の数から、菜類八、肉類四、穀類二十。つまり口の中の受け入れ態勢は八（菜類）対四（肉・魚類）対二十（穀類）となります。あなたの歯はそのような食事を摂るように用意されているのです。どの歯もきちんと生かしていくためには、例えば一度の食事では半分以上が穀類（主食）で残りは菜類と肉類（副食）という割合になります。

私達は今、主食であるごはんやパンをもう一度見直さなければいけません。私達にとって、ごはんやパン、特に添加物を含まずなおかつ未精製のものは、栄養に富んだ生命力溢れる最適の食べ物なのです。

体に合わない食生活は必ずツケが回ってくる

肉、牛乳、卵に代表されるたんぱく質を摂取することが子供の発育に不可欠だと言われたのは、昔のこと。今は穀菜中心の日本食が見直されてきています。ところが、「おかずが大切」「体に力をつけるためには肉を食べる」という考え方も未だに根強く残っています。

しかし、体のつくりに合わない食生活を続ければ、いつかは必ずツケが回ってくるのです。それは歯や胃腸が弱ったり、目がかすんだり、貧血、疲れなどといったいろいろな症状として現れてきます。そして病院に行くことになるわけですが、誰もその原因が食べ物にあるとはなかなか思い至りません。

さあ、もう一度、自分にいいきかせましょう。食べ物で自分の体ができていることを、そして体が示している選び方をすれば、体が良くなっていくことを。

私は特に子育て期にあるお母さん達にこのことを認識してもらいたいのです。それは、私達の世代が子育て時代にとった欧米型礼賛の食生活が、結果的に現在成人している子供達の体を弱くしてしまったのではないかという強い反省があるからなのです。確かに手早くつくることができる肉中心の食事は便利ですし、加工食品を買ってきて食べさせれば楽です。子供達もそういう食べ物が好きですから、どうしても欧米型の食事になってしまいがちです。

しかし、そのまま偏った食事を続けていくと、子供はその味ばかりに慣れてしまい、他の食べ物に対する味覚が育たなくなります。他の食べ物の美味しさを知る機会がなければ、いつまでも偏った食事を繰り返し、好き嫌いをするようになってしまいます。

味覚の幅が狭くなり、食べられるものが限られてしまうと、自分の体の状態に合わせて食べ物を選べるだけの感性が育たなくなってしまいます。例えば、こってりとした食事が続いた後はさっぱりとした食事をしたいと自然に感じるのは、体がそれを要求しているからですが、その時にさっぱりとした食べ物を受け入れるだけの味覚を持ち合わせていないと、体がいくら要求しても適切な食べ物を選べなくなってしまうのです。ですから、子供の頃にはなるべく多くの食べ物の味を脳にインプットさせ、味覚を育てて、将来自分の体に合った食べ物を選べるだけの感性を育てる必要があるのです。

素材はできるだけ、良い土と自然の光で育った生命力のある新鮮な旬のものを選び、その素材一つひとつの本当の味を噛んでじっくりと味わえるような調理をしてほしいと思います。子供の食事にはぜひ手をかけてください。

すべての筋肉を毎日動かす。あぶら身はなくなり、生きる力が生まれる

あぶら身は「病気でない病気」をつくる

「生きている限り楽しく元気に過ごしたい。それには心身の健康が一番。どんなに長生きできても人さまのお世話になるような生き方はしたくない」

ただ長生きをしたいということよりも、健康な心と体を維持して人生を全うしたいということが皆の願いになっているのです。

自分自身もある程度の歳まで生きるだろうと実感する時代になったことで、人々の健康に対する不安が増大していると思います。今は病名がつくような病気ではないけれど、様々な不調を抱えながら暮らしている、いわば病人予備軍が増えています。なぜかくも「病気でない病人」が増えてしまったのでしょうか。

すでに述べましたように、世の中が便利になったあまり、日常生活の中で体を動かすことが少なくなったということがその最大の原因なのです。この動かないで済む生活は生きるうえで必須の筋肉を育てる機会を私達から奪い去ってしまったのです。

その結果、筋肉はじわじわと弱体化し、あぶら身となってしまうのです。ちょっと楽をしただけ、そんなささいなことが、人間の「いのち」にまでひびくとは、それだけ私達の体は精密にできているということです。自然から遠くはなれた生活がこの自然な体を蝕《むしば》んでいるのです。

そうです。私達一人ひとりに与えられたこのかけがえのない体を生かすためには、まず十分に動いて、この大切な筋肉を良い状態、しなやかな力のある赤身やスジ肉に育てていかなければならないのです。先にも述べたように、筋肉は動かさないでいるとあっという間に痩せて軟弱になり、あぶら身状態になります。必要以上に脂肪が入り込んでしまったあぶら身状態の筋肉は、血管も神経も弱くなりますから、エネルギーを蓄える力も落ちてきます。

このあぶら身は体を動かしていないとじわじわと広がり、体全体の筋肉の質を低下させ、遂には、私達の生命力までも低下させてしまうことになるのです。

さて、あなたの筋肉は、今、どんな状態でしょうか。体に触れて自分の筋肉の状態を見てください。体のあちこちをつかんでみましょう。骨と皮の間にしっかりと張りのある筋肉が存在しているでしょうか。筋肉があぶら身になっていると、ぎゅっとつかんだ時にダブダブとした感じがします。トロトロと流れて、存在感も張りもなく形をなさない状態ならば、かなりのあぶら身状態です。

まず、自分自身のあぶら身を自覚する

体中があぶら身の、刺身でいえば大トロの状態で、「きくち体操」に通い出した女性の話をしましょう。

私は、彼女の体を初めて見たとき、思わず「あなた、大変でしょう」と声を上げてしまいました。一見しただけでもわかるほど、彼女の体はあぶら身だらけで全身トロトロでした。

お尻は、大げさな言い方をすれば、ずるずると下に落ちて腿の後ろのほうまで下が

っていましたし、また、脚を投げ出して座ると脛《すね》のところからあぶら身が床にペタッと流れて脚の形をなさないような状態なのです。このようにあぶら身だらけの体であっても、当時はまだ四十代になったばかりでなんとか維持して動けていましたが、このままでいくと近い将来に日常生活の上でも支障を来《きた》す状態になると思われました。

私の問いかけに「脚がくたくたで歩けないのです。歩いていると途中で靴を投げ出したくなるんです」という答えが返ってきました。

しかし、その時点では、彼女は脚が疲れやすいのは体全体が萎えて弱っているためだとは理解できないようでした。第一、自分の体があぶら身だらけであることにも気がついていなかったのです。私があぶら身であると指摘しても、「えっ、皆こんなふうじゃないんですか」と全く理解できない様子です。そこで私は彼女に私自身の脚や他の人の脚を触ってもらいました。彼女に限らず、「きくち体操」の門を叩いた人にはすべて、まず、自分自身の体を知ることから始めてもらいます。現在の自分自身に気づかなければ、良い方向に進むことはできません。すべての出発は現在の自分を認識することから始まるからです。

疲れやすい脚は嫌だけれども、それがあなた自身の脚で、その脚以外にあなたの脚はないわけです。ですから、その脚を良くしていく以外、あなた自身を良くする方法はないのです。今自分がどのような状態であっても、それがあなたなのです。良くなるためには自分に気づく作業が必要なのです。彼女もやっと「あら、私は確かに皆と違うわ」と自覚しました。自分自身の体があぶら身だらけであると知ることが第一段階なのです。そして次に、あぶら身だらけであるということは筋肉が弱って萎えているということであり、そのままにしていると自分自身を支える力も、動かす力もなくなり、体の機能すべてが低下するのだということを、自分自身のこととして理解できるようになるのです。

また、「きくち体操」の動きは健康の鍵である筋肉を効果的に正しく育てることを目的にしたものですが、その重要なポイントは動く部分に意識を集中することです。ところが、トロトロと実体の見えないあぶら身になっている部分に意識を持っていくことは、とても難しいのです。意識を集中しようとしても、あぶら身状態の筋肉には、意識は集中できないのです。彼女も入会後二〜三ヵ月経ってから初めて、「脚を意識する」ということがわかったと言っていました。

「お知らせ」を受け止める

さて、彼女の入会の動機は、お尻がダボダボして後ろ姿が気になっていたこと、猫背、脚の痛みなどを治すためでした。その脚の痛みは、ある日雨が降って冷えたために急に調子が悪くなったのだと思っていたようです。脚が疲れやすいほかは特別に辛いところや症状もなく、極めて気軽な気持ちで入会したようです。自分は健康体で、今、特にどうということはないけれども体を動かすことは必要だから、という軽い気持ちだったのだと思います。ですから、私が彼女の体を見たとたん、とても驚き、はらはらした理由を最初は理解できなかったようでした。

彼女の例ばかりでなく、私が多くの例に出会って経験的に言えることは、人間の体というものは何かトラブルがあったとしても、体の中で助け合い、ぎりぎりになるまで耐えて保つようにできているということです。いよいよ耐え切れなくなって限界を超えた時に初めて、痛みとなって私達に訴えるのです。しかし、その「お知らせ」があって気づいた時には、すでに体は相当悪く、病院へ行くレベルになってしまっていることが多いのです。本人はそれまで自分は至って健康だと思っていますから、突然痛みが出てきたことが納得できないのです。ある雨の日に冷えたから悪くなったのだと思い込まないと自分でその痛みを認められないのです。

彼女の場合は、歩いている途中、靴を捨てたくなるほどの疲れや痛みがあって初めて「何だろう」と気づいたのです。そして、彼女がその「お知らせ」を受け止め、体を動かさなくてはいけないと考えたことが彼女自身を救うことになったのです。あのままの状態で過ごしていたならば、近い将来もっと辛い「お知らせ」がきっとやってきていたにちがいありません。

彼女の体がじわじわと萎えていったのは、まず、若い頃から歩かずにすぐ車に乗る生活を続けていたことが原因だと思われます。現代社会の便利さに疑問を感じないでそれを享受していると、知らず知らずのうちにどんどん体が萎えていくのです。私達の体は動くようにつくられ、また動かすことで体が完成するようにできているのですから、体を動かさなければどんどん弱ってしまいます。そして、体は耐え切れずにいろいろな部分の不調という形で私達に訴えかけてくるのです、「動かして」と。この「お知らせ」をもらう前に意識して体を動かさなければ、生涯健康に生きることが今の世の中ではとても難しいのです。

「お知らせ」をうまく受け止めた彼女は、以前は精気のなかった顔に今は生き生きとした表情を浮かべて教室に通っています。昔以上に歩いても疲れなくなったし、友達からもスタイルが良くなったと言われるそうです。「私にとって何よりもうれしいのは、自分が健康なんだという実感を得られたことです。今、私は最高に幸せな四十代を生きています」と目を輝かせて語る彼女です。

勝つためには痛みは当たり前？

健康であればスポーツを楽しむことができます。しかし、スポーツをするからすべての人が健康になれるのではないのです。前章でも触れましたが、スポーツは、体の動かし方によっては、体を壊してしまう原因にもなるのです。

「きくち体操」を訪れる人々の中にも、スポーツによって体を損なってしまった人が何人もいます。その中の一人、十八歳のK子さんは私が講師をしていた看護学校の生徒でした。ここで、クラス全員に自分の体についてのアンケートを取ったことがあります。その結果は、今の若い人の体がいかに萎えているかを強く印象づけるものでした。その中でも特にK子さんの体の状況は、これが十八歳の体なのかと切なくなるほどのものでした。

「ひどい生理痛で時々倒れる。猫背。膝、肩、腰の痛み。視力がとても悪い。少し長く歩くと大変疲れる」

これが十八歳のK子さんの今の体です。

K子さんは小学校二年生の頃から水泳を始め、ずっと選手生活を続けてきました。普通の日は毎日二時間プールに入りっぱなしで練習し、夏のシーズンになると練習時間はさらに増えます。そのほかに筋肉トレーニングをかなりの量こなすという生活をずっと真面目に続けてきたのです。

将来の職業を看護師に決めた時点から、勉強に費やす時間が多くなって、以前よりも練習時間は少なくなったということですが、それでも大会で勝つことを目標に、毎日の練習に励んでいるのです。

私がK子さんに会ったのは、このアンケートの結果を見たあとでした。どんなお嬢さんだろう、と思いながら彼女に会いました。初対面のK子さんは、体の痛々しい状況を少しも見せず、輝くような生き生きとしたお嬢さんでした。

「腰が痛み出したのは中学三年ぐらいからです。立っても座っても、腰がズキズキと痛みます。親からも友達からも大丈夫かと心配されますが、どんなに痛くても、泳いでいないと精神的にストレスが溜まるんですね。それに我慢して泳いだ後は、たとえ倒れても『やった』という充実感があります」

体には悪いことだと自覚していても、勝つためには痛みは当たり前で、我慢して何とかそれを乗り越えれば、また乗り越えたということが自信になってどうにかやれると思ってしまうスポーツ選手ならではのがんばりをみせるK子さん。

「私、負けず嫌いなんです。ですから続けられる限り、続けたいのです。これでも私はまだ甘いほうだと思っています」

スポーツは健康を目的とする動きではない

自分の体の不調を事もなげに明るく語る彼女の表情を見ているうちに、私も自分の選手時代の気持ちが鮮明によみがえってきました。私は学生時代、日本一を目指す卓球の選手でした。

私もまた彼女のようにスポーツに明け暮れて青春時代を過ごした一人なのです。スポーツをしている人はレベルの差はあるでしょうが、多かれ少なかれ、勝つことが最大の目標です。その途中の苦しみは努力しているという充実感、快感として捉えようとします。

ですから、多少の体の故障や怪我《けが》はスポーツ選手にとっては勲章のようなもので、勝つためにトレーニングを積んでいけば体にトラブルが起こるのは当然だと受け止められているわけです。

スポーツの経験のない方は、自分の体を壊してまでなぜそんなにやるのだろうと思われるでしょうが、自分の体を犠牲にしてまでものめり込んでしまう魅力をスポーツは持っているのです。つまり、スポーツはほかのものでは得られないような精神的な充実感を私達に与えてくれるのです。

K子さんがこんなにも生き生きと明るく輝き、体中から若さを発散させているのは、彼女が今まで一生懸命に困難を克服して、充実した時間を送ってきたことを物語っています。この前向きな姿勢と爽やかさは明らかにスポーツを通して彼女が身につけたものなのです。彼女がこれから生きていくうえで、おそらく、この青春時代に得たものは大きなパワーとなるでしょう。

それだけに、私は彼女を見ていると胸が詰まりそうになるのです。K子さんは今人生の中で一番体が力を持っている時期ですから、どんなに体に故障が起きていてもこの程度で保っています。しかし、このままの生活を続けていけば、おそらく、歳をとるにつれ、体の状態はさらにひどくなって、取り返しのつかないことになると思われるからです。そして、その時には、彼女のもう一つの夢である看護師という職業を続けることが難しくなるのではないかと心配になります。

「いのち」である体を壊してしまったら、目標を実現させることも、幸せを摑むこともできないではありませんか。スポーツは競技です。勝つことが目的の世界です。健康を目的とする動きではないのです。私が皆さんにK子さんのことをお話しするのは、スポーツによって体を育てることは難しいということを知っておいていただきたいからなのです。

体中の筋肉をくまなく育てる

この先K子さんが頑張れば頑張るほど彼女の体が損なわれていくのは火を見るよりあきらかでした。

「今からでも、決しておそくはないのよ。気づいた今が出発の時。あなたは、このかけがえのない自分の体を育てなくちゃいけないの。自分の体を育てていけば、必ず良くなるのよ。体はそうつくられているんだから」

私は、彼女を説得しようとしました。そう、彼女の体の故障は、体から彼女に送られた「もう、止めて」という「お知らせ」なのです。体は悲鳴を上げて訴えているのです。

しかし、体中の関節が弱り、医者からも「あなたの骨は七十歳、体は四十五歳、もう泳ぐのは止めたほうがいい」と忠告されても、彼女はその「お知らせ」に耳を傾けようとはしませんでした。

それだけ、彼女の人生にとって、「泳ぐこと」はかけがえのないものになっているのです。このままの生活を続けると将来、体が不安だといくら言っても、人生の中で一番ひたむきになる時期の真っただ中にいる彼女には、自分の体に起こっていることを実感できないのは無理のないことなのかもしれません。彼女にとっては、将来の生活よりも今度の夏の大会のほうが重要なことなのです。それでも私は、自分自身が未だにスポーツの後遺症を背負って生きているので、彼女に体の状況を把握することの大切さ、自分の体を大切に育てなければならないことを繰り返し話しました。

「きちんと自分の体を大切に育てながら、選手としても活躍できる体にする動き方というものがあるのよ。鍛えるという考え方を捨て、育てるという捉え方をしてあげれば、体はトラブルを起こさずに十分あなたの気持ちに応えてくれるはずです」

スポーツで鍛えた体を一生の宝物にするか、爆弾にするかは彼女が選ぶことですが、彼女にはぜひ宝物にする道を選んでほしいと思ったのです。

皆さんのなかには、どうして水泳でそんなに体を壊したのかと疑問をお持ちの方もいらっしゃることでしょう。たしかに「水泳は全身運動で体にとても良いスポーツ」だというイメージが一般的です。それによって体を壊してしまった彼女の例は非常に特殊なケースに思われるかもしれません。

しかし、水泳であってもすべての筋肉をくまなく生かしてはいないのです。速く泳ぐための筋肉、長距離を泳ぐための筋肉を鍛え、強化しているだけなのです。水泳に限りません。体中の筋肉をくまなく動かすことが一般のスポーツでは難しいのです。

鍛えるという考え方で一部の筋肉のみを強化すると、その筋肉だけはパワーを持つことができますが、それは体を維持し生活するための筋肉の力ではないのです。そして、基盤となる全身の筋肉の力が育っていない状態で、一部の筋肉のみを強化するスポーツを始めると体に支障が出てくるのです。

私達は「いのち」を維持するために、体全部の筋肉をくまなく動かすことによって、自分自身の体を育てなければなりません。毎日知らず知らずのうちに筋肉を育てることが可能だった昔の生活と比べて、育てることが難しくなってしまった今の時代に生きる私達は、なおさら意識して毎日この作業をしなければならないのです。

いろいろな健康法が雑誌やテレビで取り上げられ、人々がそれに対して関心や興味を持つということは、「いったいどういうふうに動けば体に良いのか」と真の健康に結びつく動きを求めて迷っているからなのだと思います。

実際、「きくち体操」に入会される方も、それまでに実に多くの方法を試みておられます。その誰もが、毎回の授業で自分の体から学び、自分に出会うことによって、真の健康に結びつく動きを自分のものとしているのです。

すべての筋肉を動かす。毎日動かす。それによってあぶら身はなくなり、力のあるしなやかな筋肉が育つのです。それが生きる力になるのです。

どうぞ、あなたも素敵な自分に出会ってください。

「きくち体操」は自分の体を感じ取り、生き返らせる体操です

体を感じる。自分を感じ取る

「きくち体操」は、人間の体のつくりにそった動きであり、だからこそ自分育てとして生涯続けていかなければならないことがおわかりいただけたでしょうか。

「きくち体操」の動きのポイントは二点あります。

①体中の筋肉をくまなく動かし、毎日育てる。

②動かす部分に意識を集中する。

この項では②について説明しましょう。

「きくち体操」の動きは、ゆっくりしっかり行われるので、それだけを見るとストレッチと似ているせいか「『きくち体操』はストレッチですか」とよく質問されます。

しかし、「きくち体操」の意識の集中の仕方とストレッチには大きな差があるのです。

動かす部分に意識を集中することで脳と体をつなげる

「きくち体操」での意識の集中とは、一言で言えば自分を感じ取るということなのです。足や手はただの足や手という部分ではなく、あなたのすべてにつながっているということ、そしてそのつながりと協調の中であなたを生かしているということを、意識を集中しながら体感していくことなのです。

私達は頭で考えることに慣れてしまって、いつの間にか体のあらゆる部分を忘れてしまっています。自分の実体を感じることなく生きているのです。

あなたは自分の足の裏や背中をじっくりと見たことがありますか。足の指も背中もそしておなかも、体のほとんどはいつもあなたに忘れ去られていますが、あなたにとってはどこも大切で、あなたのために一生懸命役目を全うしようとしているのです。

それを意識して動かしながら一つひとつ感じていくということは、あなた自身を取り戻し、改めて自分を知るということになるのです。

「きくち体操」の一つひとつの動きは、形を真似して動くためにあるのではなく、自分を感じてもらうためにあります。ですから、他の健康法やスポーツのように技術の向上や形を追求することが目的ではありません。

授業の中での私の言葉がけは、より深く自分を感じ取ってもらうために皆を導くものに過ぎず、インストラクターが皆さんの動きを補助するのは、体の形を訂正しているのではなくて、意識の向け方が足りていないところに触れて意識の集中を促しているのです。

意識を集中するということは脳と体をつなげていくということです。私達は頭と体を分けて考えがちですが、脳と体は一体で、そのつながりはとても深いのです。

自分から動かそうと意識することが脳を刺激する

では脳と体との関係はいったいどうなっているのでしょうか。

ぱっと手の平を上に向けて出し、指を一本ずつ動かしてみてください。まず、人差

脳の体性感覚野

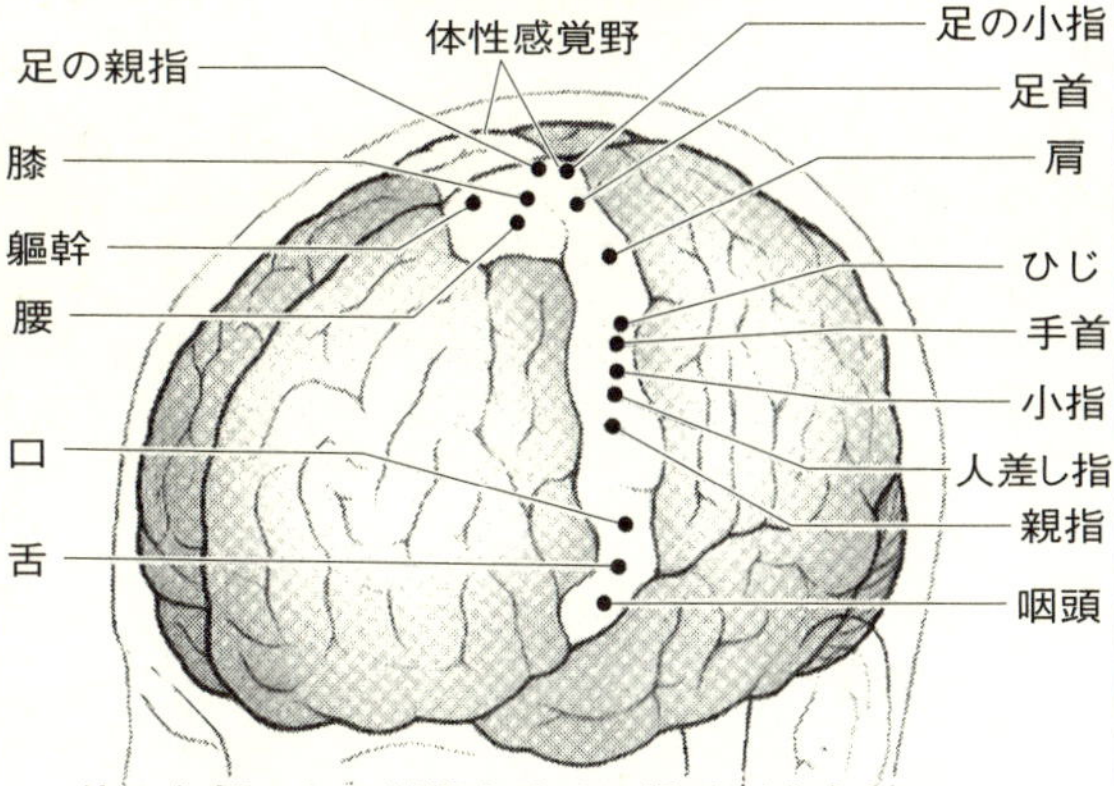
体性感覚野
足の親指
膝
軀幹
腰
口
舌
足の小指
足首
肩
ひじ
手首
小指
人差し指
親指
咽頭

体の各部からの刺激を受ける場所が点在している

し指を折ってみましょう。今、脳は「人差し指を折る」という命令を出し、その刺激で指が折られます。この一連の筋肉の運動をつかさどるのは、大脳皮質の真ん中に位置している運動野と呼ばれる領域です。そして、人差し指を折った刺激を受け取るのは、前章でも触れましたが、同じく大脳皮質にある、体性感覚野と呼ばれる領域です。体性感覚野には上の図で示したように、体の各部からの刺激を受ける場所が別々に存在しています。

今、人差し指を折った刺激はこの体性感覚野の「人差し指」に対応する場所を刺激します。同じように、体中の動きがこの体性感覚野のそれぞれの部分に対応する場所を刺激するのです。

運動野と体性感覚野の配列を見ると、それぞれほぼ、人間の体が逆立ちをしているような順序になっています。

普通ではなかなか動かない足の指も脳にはちゃんと一本一本担当する部位があるわけです。もし、体と脳がすべてしっかりつながれば脳は最高に刺激を受けることになります。つまり体中が動けば動くほど、脳は刺激を受け、活性化されるのです。

手や足を使うと知能の発達に効果的であると言われたり、認知症の予防になると言われたりするのは、脳の広い範囲を刺激し、活性化するからなのです。

ですから、認知症の予防には、単に頭を使うようにし続ければよいというものではなく、体を動かし続けることがぜひ必要なのです。

「体のすべてがまるで脳の発達のためにあるようだ」とある脳外科医がおっしゃっていましたが、まさに体と脳はつながり、一体のものなのです。彼はこのようにも話しています。

「脳を刺激するのに一番効果のあることは、体を触ること、体を動かすことです。人間の筋肉は動かさないと、どんどん萎縮してしまいます。その萎縮の速度は速くて、一週間寝たきりでいると立てなくなってしまうほどです。

人間の筋肉は縮む力と伸びる力とで関節をまたいで骨を動かしますが、縮む力が伸びる力よりも優位に働きます。ですから、動いていないと、どんどん内側に縮んで関節が固まってしまいます。これを拘縮《こうしゅく》と言います。動かないでいると数日でこの関節の拘縮が起きてしまいます」

さて、運動にはマッサージのように、他力によって動かす他動的な運動と、自分で動かそうと意識して動かす自動的な運動があります。同じ体を動かすことでも、他の力に委《ゆだ》ねて動かすか、自分から動かそうと意識して動かすかで脳や体に与える効果はまるで異なってきます。単純に拘縮を防ぐためだけなら、他動的運動で十分かもしれません。

ところが自分から意欲を持って意識的に動かそうとすることは、他動的な運動と全く違って、脳の細胞を活性化させることができるのです。運動すること自体、他動的であろうが自動的であろうが脳には刺激を与えますが、他動的な運動の刺激は単に感覚として脳に入っていくだけです。一方、自分から動かそうと意識して動かした時には、その運動の刺激はまず脳を活性化し、また脳からの、運動をせよという指令を伝える神経を育てることができるのです。

脳とつなげた時に初めて筋肉は育つ

ですから、例えば脳梗塞《こうそく》を患《わずら》った人でも、自分で「ここを動かそう」という意志のある人はめきめき良くなっていきますが、意欲のない人は、関節の拘縮の予防にはなっても、実際に自分から体を動かす神経というのは、なかなかよみがえってこないのです。

例えば、一七六ページの「手の指を一本一本折る」という動作を例にとってみましょう。

「ああ、こういう形になればいいんだ」と形を真似するだけで意識をしなければ、脳と手の指はつながれないので、一本の指を折り、他の指は伸ばすという動きは難しい

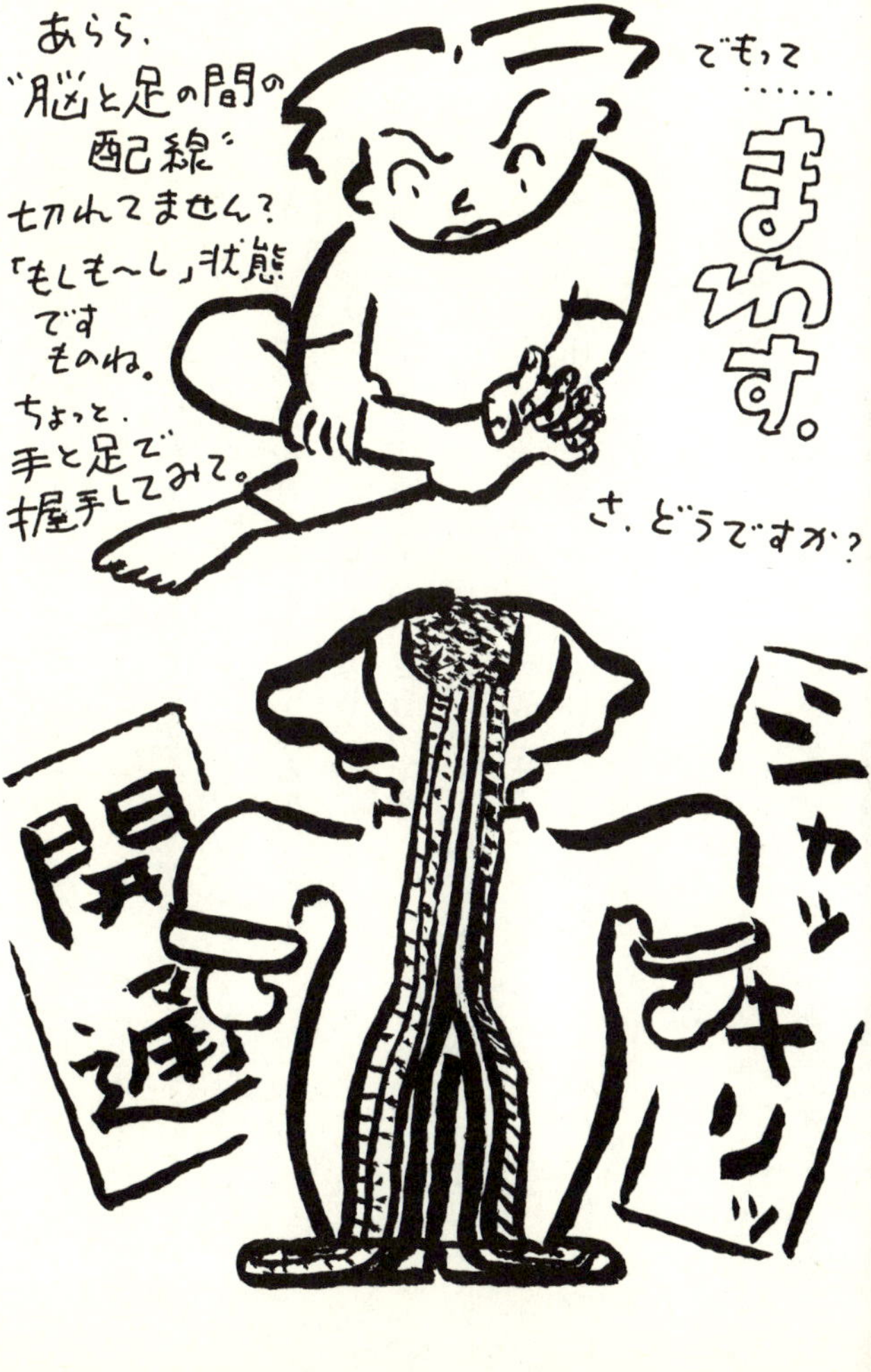
あらら、
"脳と足の間の配線"
切れてません?
「もしも〜し」状態ですものね。
ちょっと、手と足で握手してみて。
でもって……
まわす。
さ、どうですか?
開運
シャッキリッ

ものです。そして、意識しないと指を動かす筋肉をすべて使うことはできません。

ところが、「脳できちんと感じて」と言われて、「そうか、この感じなのだ」と脳とつなげようとすれば、指を動かす筋肉すべてを使うことができてきます。そして、意識して使い続けていくと、折る、伸ばすの動作がきちんとできてきます。つまり、指と、指につながる筋肉すべてが育ち生き返ってくるのです。

このように、意識とつなげた時、脳とつなげた時に、筋肉は育つのです。

そして、同時に脳を活性化することができるのです。

意識をしないで筋肉を使うと、ただ形を真似ることに一生懸命になり、ガチガチに力を入れてしまって、ひどい場合は体を痛めてしまうことにもなります。頑張って鍛えるという考え方では体は生き返れません。自分の体を十分意識して伸びやかに使ってこそ、しなやかな強い筋肉が育つのです。

また、このように意識して脳とつなぎ、十分に自分を感じるためには、ゆっくりしっかり動かすことが必要です。

反動を使わず時間をかけてゆっくりしっかり動かせば、血液が細胞の隅々まで流れて入り込む感じがします。

自分で「ああ入り込んできた、そう、こういう感じ」といつも感じ取っていることが大切なのです。いつも自分を感じながら、体と話しながら動くことができるようになれば、筋肉は効果的に育っていくのです。

動くたびに良くなっていく自分に気づく

「きくち体操」の授業の特徴は、一回の授業の中で同じ動きを何回か繰り返すことにあります。これは「動くたびに良くなっていく」ということを、自分の体を通して実感してほしいという目的があるからです。例えば、「脚を伸ばして床に座る」という長座の動きをやってみると、一回目はかなりきついと感じられるでしょう。脚の後ろ側は痛いし、背筋を伸ばして自分の体を保っているのが苦しくて思わず後ろに手をついてしまいたくなります。

背筋を伸ばしながら脚を伸ばして座るというこの動きは、脚や腹筋の力がついていないとできないのです。しかし、今できなかったという体験をしたからこそ、今の自分にはその力がなかったということに初めて気づくことができるわけです。日常生活の中ではこのような動きをすることがほとんどありませんから、自分の体に「背筋を伸ばしながら脚を伸ばして座る力」がないということに私達は気づかないで過ごしているのです。

ですから、「今日できなくてもいい。気がつけばいい」と私は言い続けているのです。まずは、自分の今の状態に気づくことが必要なのです。

さて、次にまた同じ動きをしてみます。すると一回目よりも脳との回路がつながり、意識して筋肉を使うことができますから、やや楽にこの動きができます。そして一回目は力がなかったことに改めて気づきますし、一回目よりも力がついてきたことを感じます。

さらにもう一度やってみると、二回目よりもまた楽になっていますから、二回目ではまだまだ力が足りなかったこと、だんだんに力がついていることを感じます。

こうして回数を重ねるたびに、次第に良くなっていく自分に気づいていくのです。

このように、私達は「良くなっていく体験」がないと、「悪かった自分」に気づきません。「きくち体操」で初めて授業を受ける方の中で、自分の現在の辛い体の症状を訴える人の多くは、なぜその症状が出ているのかがわからないと言います。自分の体が萎えているということを実感として捉えていないからなのです。

そして、動いていくうちに自分の今の体の状態に気づき、症状が出ていた理由が納得できるのです。意識して「動く」ということは、自分に出会う最良の方法なのかもしれません。

繰り返し動くと、筋肉に力がついていくのを実感できます。そして、「どんどん良くなっていく自分」を体験すると、自分の体が良くなるようにできているということを真に感じ取ることができます。つまり、自分の可能性を感じることができるのです。「きくち体操」の「動き」は、自分の可能性を感じながら自分のレベルを上げていく作業とも言えるのです。

可能性を感じる、レベルを上げる

自分の実体を感じ、自分の可能性を感じ、自分のレベルを上げていく作業のなんという愉《たの》しさ、幸福感。この作業は、ほかのことではなかなか味わえない幸福感をもたらす作業だと思います。それは、仕事で成功するとか、人間関係がうまくいくなどとはまた違った幸福感を私達に与えてくれます。

この脳と体がつながることによって起こる変化は、実際、授業中に生徒さん達の動く姿を見ていると、はっきりと感じ取れます。動き始めの段階では脳と体の回路がつながっていない様子ですが、体の各部分に意識を集中するように導いていくと、皆さんがそれぞれのレベルで一生懸命に脳との回路を探しているのが手に取るように感じられます。次第に回路がつながり出し、体を使えるようになっていくと、自分で自分を良くしていく力を感じているということも伝わってきます。硬かった表情が何とも言えない優しい表情になっていきます。

教室の中が次第に清々しい空気に包まれていくのは、一人ひとりの体の中のよどみが消えて幸せのエネルギーが満ちてくるからなのです。「きくち体操」に入られた人々が、どんどん生き生きと輝き出し、若返っていくのは、この幸せのエネルギーを手にするからでしょうか。

しかも、この作業は誰もが体験できることなのです。「きくち体操」では、小学生から八十代までのあらゆる年代の人が一緒に動いています。自分自身のレベルを上げながら育てていく作業なのですから、どんな体の状態であろうが、いくつであろうがいっしょにできるのです。

たとえ隣の人より形がうまくできなくとも、あなたが良くなることと全く関係はありません。向き合うのはあなた自身、自分だけなのです。

いくつからでも、どんな状態からでも人は良くなれる

私は今まで教室にいろいろな体の状態の人達を迎えています。

Mさんは明暗くらいしか感じられないほど、ほとんどの視力を失っているとのことでした。まだ六十歳になったばかりなのに、入会時には腰が曲がり、背中も丸く、年齢よりもずっと歳をとっているように見えました。体の小さい人という印象でした。

Mさんがほとんど見えないということがわかったのは、入会後だいぶ経ってからでした。

Mさんはいつも、インストラクターの一番近くで動いています。その日、私は、彼女が何となく動き方を理解するのが遅いことに気づき、声をかけてみたのです。「私は目が見えないのです」というMさんの答えに私も周りの生徒さん達もびっくりしてしまいました。

Mさんは、インストラクターの動きに合わせて、ぱっと動き出すことはできなくても、動き始めると目の見える人と同じようにきちんと動いていたからです。目の見えない人でも、こうして皆と一緒に動けるのだということに、私は深い感動を覚えました。そしてMさんの感覚の素晴らしさに驚嘆したのです。

Mさんは、入会から三ヵ月経った頃には背筋が伸びて姿勢が良くなり、とても若返っています。以下はある日の、Mさんと私の会話です。

「たった三ヵ月ですが、すっきり背中が伸びましたね。三ヵ月経ってどうですか」

「自分でも自信が持ててきたように思います。以前はほかに指圧や鍼《はり》の治療に行ってたんですけれど、それでも治りませんでした。こんなことを言うと申し訳ないけれど、行って帰ってきた時だけはいいんですが、後は何かすっきりしないし、また調子が悪くなってしまう。ここに通い始めたら、希望というか、自分も健康になれるんだという自信がついてきました。今までは目が悪いから、どうしても姿勢が悪くなっていたけれど、教室に通っていると自然に背中がピシッとなるから顔が上がってくるんです。そうすると、いつも楽な感じでいられるのです」

感じることで体がつくられる

Mさんは健康を手にし、今、意欲に燃えています。

「元気になったおかげで家中が明るくなりました。家族も皆、喜んでくれています。自分が元気になることによって皆を喜ばせることができることの幸せをつくづく感じています。このうえは、孫の面倒を見られるようになるまで元気になりたいから『きくち体操』に通うんだと家族に言っているんです。

皆応援してくれています。前は腰が痛んで、流しにも立っていられなかったんですから夢のようです。でも皆に面倒をかけたくないとは思っていても、何をどうすれば健康になれるのかがわからなかったんです。ええ、ただ待っていたわけではなく、私なりにいろいろな治療を受け、その方法を探し求めていたのです。ただ生きているというのでは情けないですから」

Mさんが「きくち体操」に来るようになったのは、お嬢さんの嫁ぎ先のお姑さんが誘ってくれたことがきっかけでした。

「私は（授業中教室の）前のほうにいても、全然周りの人が見えないですから、先生の声をよく聞いてやっています。『きくち体操』は感じる体操ですよね。感じるということがとても楽しいんです。感じて、体が覚えていくというのが楽しい。喜びだけで体がどんどんできてくるということを感じるんです」

Mさんのこの言葉はどうでしょう。Mさんは、たった三ヵ月で「きくち体操」の真髄を理解したのです。

私は皆さんに体で感じてほしくて、授業中に「感じる」という言葉を意識して繰り返し言っているのですが、目が見える人はどうしても形にこだわってしまうのでしょうね。感じるのが難しいのです。

Mさんは見えないからこそ形にこだわることなく、これだけ感じ取ることができたのでしょう。また、感じ取れたから、誰もMさんが目が見えないということに気づかないほど、きちんと動けていたのでしょう。そして、驚くほど短期間に体が生き返ったのです。動きは形ではないのです。感じ取ることができる人は体がどんどん変わっていきますが、感じ取ることに集中できない人はなかなか良くなっていきません。

「感じる」ということは、人によってはとても難しいことなのかもしれません。しかし、反対に言えば、感じ取ることさえできれば、いくつからでも、またどんな状態からでもMさんのように健康になれるということなのです。

Mさんはこのことを私達に改めて身をもって示してくれたのです。Mさんの存在は「きくち体操」の仲間にとって、またこの本を手にされたあなたにとっても、新たな希望を与えてくれるものではないでしょうか。

第４章

心と体が生き返る「きくち体操」ベスト16

良くなっていく喜びが継続するエネルギーになる

①鍛えるのではなく、育てる

ここでは十六の動きをお伝えします。いわゆる体操とはちょっと違うでしょう。できるできないではないので、写真のような形になろうと無理をして頑張ってはいけません。はじめは自分自身の体を確認し、感じ取るつもりで行います。

鍛えるのではなく、育てるための動きですから形や回数にとらわれないで、体に聞きながら自分のレベルに合わせて回数を決めてください。

自分のペースをつくることが大切です。そして徐々に種類や回数を増やしていきます。

②動かす部分に意識を集中する

動かす部分に意識を集中し、動かしたいと思う部位が使えているかを常に頭の中で確認しながら行いましょう。テレビを見たり、他のことを考えたりしながらでは集中できません。惰性で動かしたり形だけにとらわれないように気をつけます。

③反動を使わずにしっかり丁寧に動かす

一つひとつの細胞に血液を行き渡らせ、生き返らせるつもりで、時間をかけて動きます。きちんと伸びているか、力が入っているかを確認しながら、自分の呼吸に合わせて使われている部分を感じ取れる速度で行います。

少しきつくても息を止めないで行いましょう。息を止めると筋肉の伸びも止まってしまうからです。呼吸は自然にして行ってください。

④目線を確認する

どの動きもしっかり目を開けて行います。目線の位置によって動かされる部位が違ってきますので、目線は重要なポイントです。必ず写真の目線の位置を確認して同じ目線の位置になるように気をつけます。写真の目線の位置にもっていけないということは、筋肉がまだ育っていないところがあるのだと受け止めましょう。

⑤良くなっている自分に気づく

一回目よりも二回目、三回目のほうが動きやすくなっていると感じ取ることが大切です。良くなっていく喜びが継続するエネルギーになりますから、良くなっている自分をそのつど確認しましょう。

また、動かした時に音がしたり、つったりするのは、その筋肉を十分に使えていないということですから、怖がらずにやり続けましょう。

足

ふだん忘れている足の指。
でも、足の指を育てることは、自分を支えていく力を育てることなのです。
「きくち体操」で健康を取り戻した人に出会うたびに、私はそれを実感しています。
指の一本一本に意識を集めながら動かしてください。
脳が目覚め、体全体がよみがえります。

1．足の指を意識してしっかり立つ——いつでもどこでも習慣に

しっかり立てるということは骨と筋肉のバランスがとれていて、内臓が正常で健康であるという証《あか》しです。この姿勢はいつでもどこでもできますから、電車を待つ間など、常々心がけて習慣にしたいことの一つです。

足の指を意識して使うことで膝、腿、お尻の筋肉が育ちます。また骨盤の左右の腸骨を寄せ合うことで仙骨をしっかり押さえ、背骨を支えます。

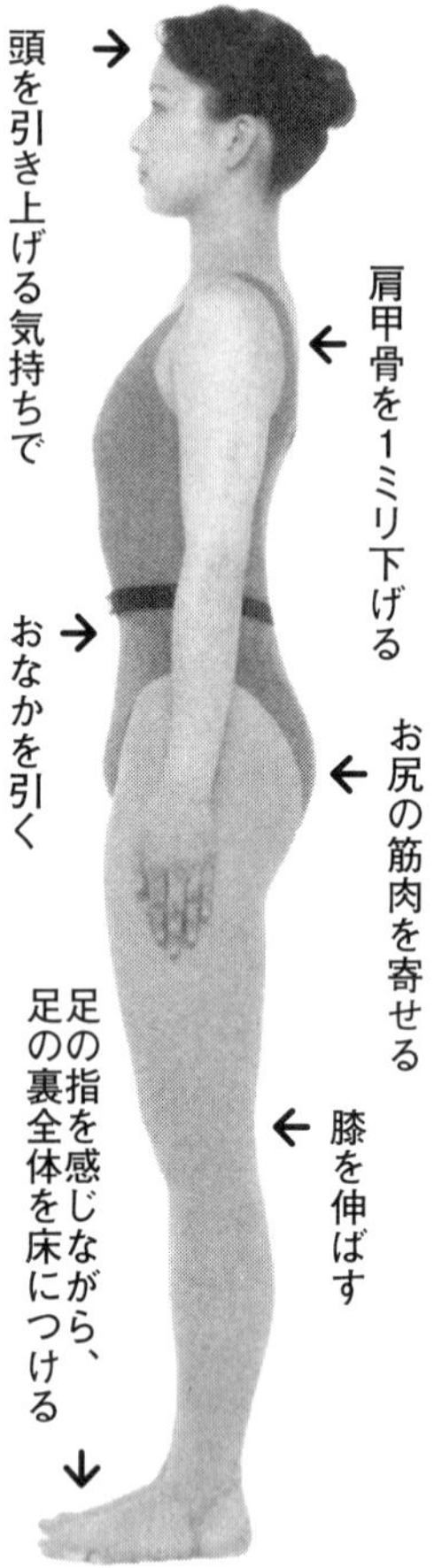
頭を引き上げる気持ちで
肩甲骨を1ミリ下げる
おなかを引く
お尻の筋肉を寄せる
膝を伸ばす
足の指を感じながら、足の裏全体を床につける

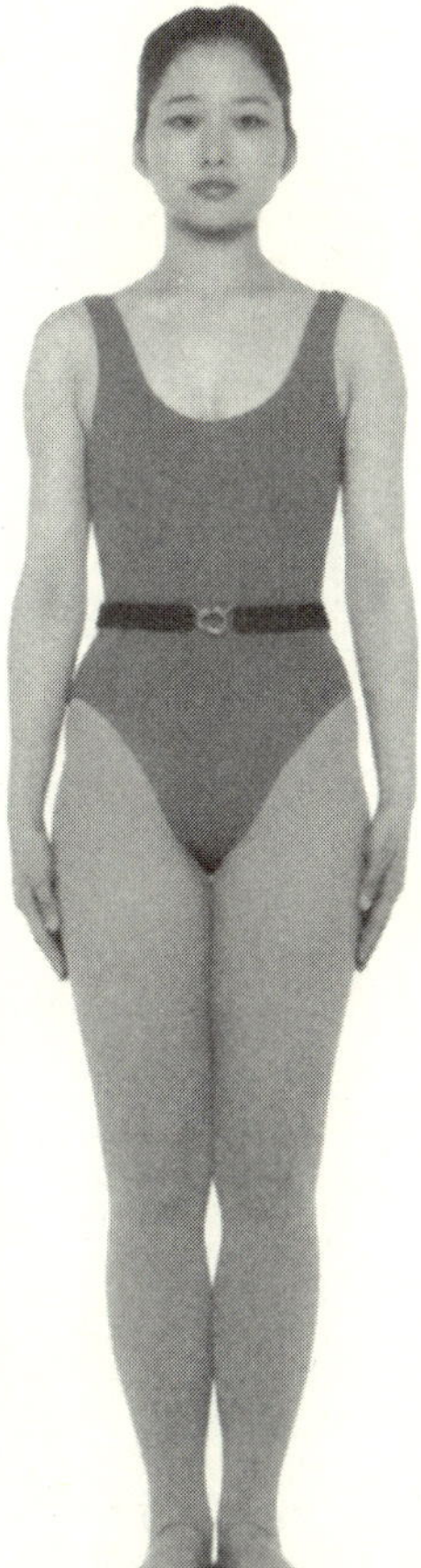

おなかを引き、肩を楽にして
自然な呼吸で立つ

手は自然に下へおろして。上体は力まずに

◎一本一本の足の指に意識を集中し、膝、腿、お尻へとつなげる。

◎脚の後ろを感じてみる。

膝を伸ばし、上体の重みを前におろして脚の後ろ側の筋肉を感じてみる。無理に手を床につける必要はない

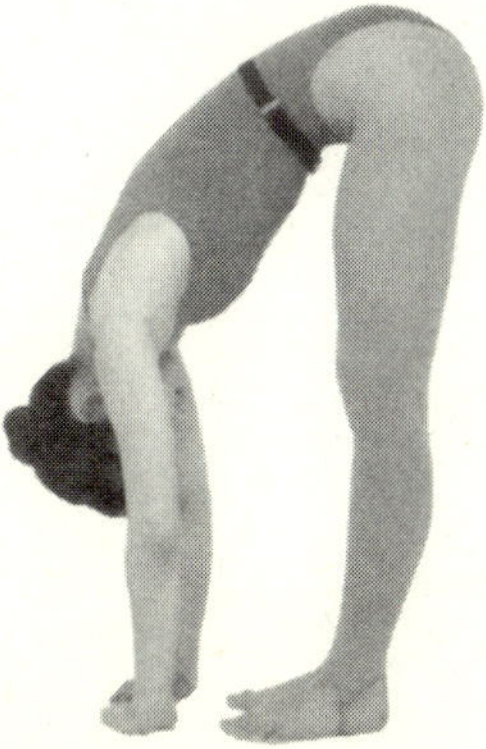

2. 足の指のグーとパー——指の動きは脳を刺激する

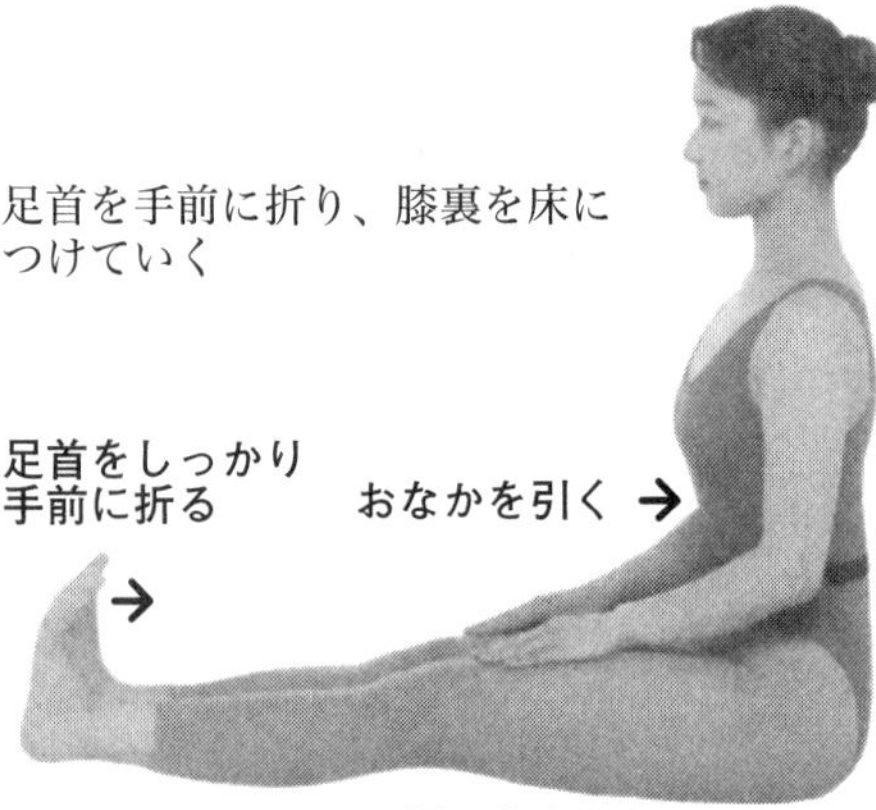
肩甲骨を1ミリ下げる
足首を手前に折り、膝裏を床につけていく
足首をしっかり手前に折る
おなかを引く
腰を伸ばす
腿に力を入れて膝を伸ばす

足の指の先に意識を集中してグーとパーをすることは指を育て、足の裏の筋肉を育て、まっすぐ立ったり、歩いたりする基本の力を養います。また足の指は足首から脚、骨盤へとつながっていますから、脚の内側や骨盤のまわりの筋肉も育てます。

指の一本一本が脳にある体性感覚野と呼ばれる領域につながっています。指を動かせば動かすほど脳が活性化します。認知症の予防にもなります。

◎グーとパーを交互に1日最低10回を習慣に。
指一本一本の力をしっかりと感じ取りながら。

グー

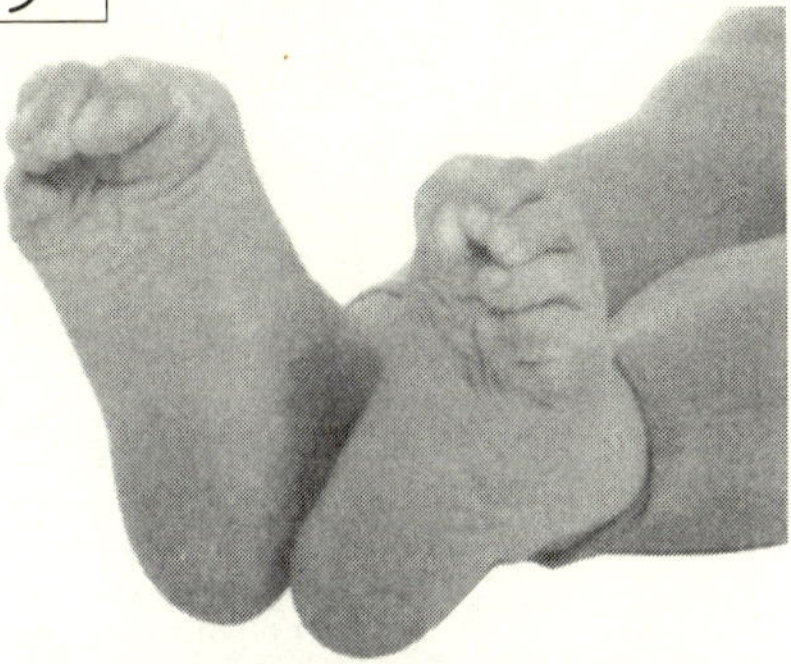

足首を手前に折ったまま全部の指をしっかり握り、グーをする。一本一本の指に力が入っていることを感じ取る

パー

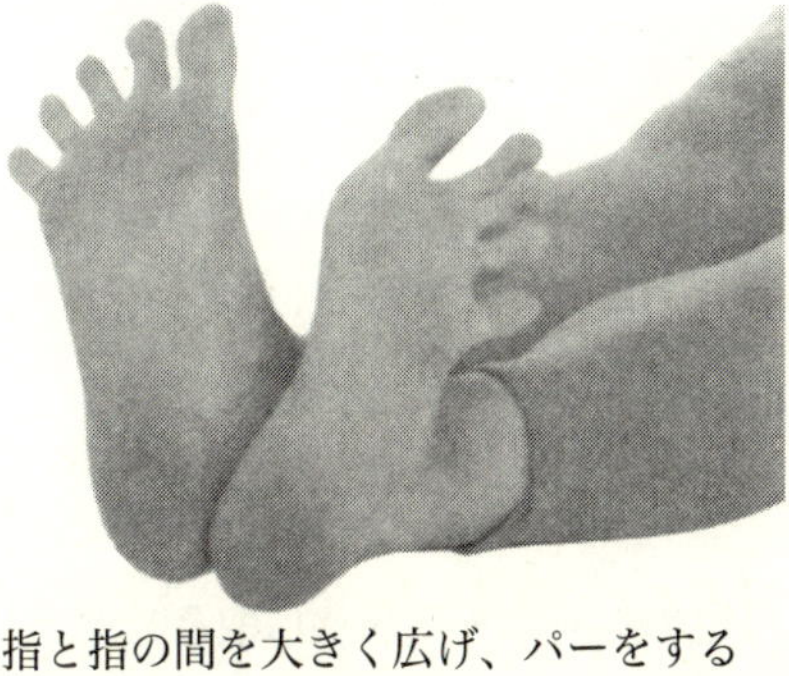

指と指の間を大きく広げ、パーをする

3. 足の指と手の指の握手――脳の働きが活性化される

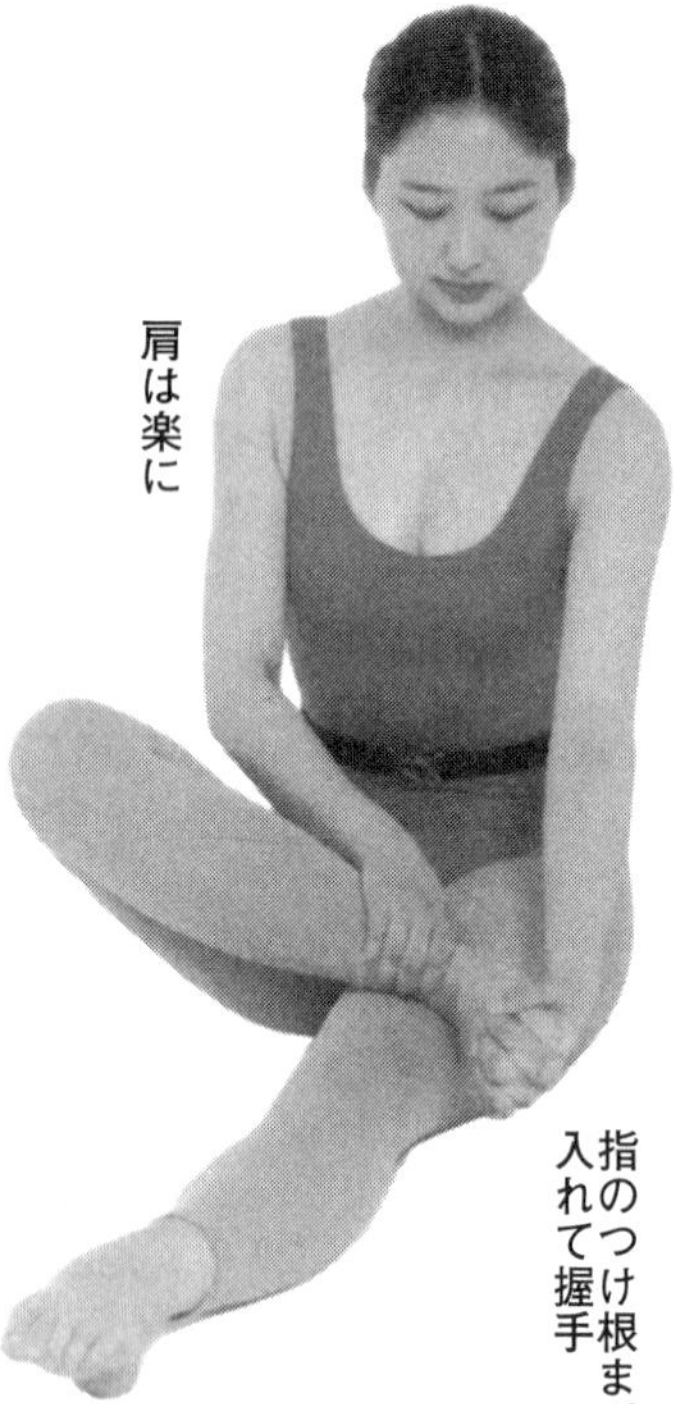
腰を伸ばしおなかを引く
肩は楽に
指のつけ根までしっかり入れて握手

◎足の指一本一本を感じ取ること。

一本一本の足の指や手の指の筋肉を使うことで、握力や足の裏の筋肉が育ち、手首や足首、膝の関節、ひじの関節、腕の筋肉、腿の筋肉まで活性化させます。このように全身を生き返らせるパワーを手の指や足の指は持っているのです。

はじめは足の指が弱っているために、手の指を入れる時、開きにくいかもしれませんが、毎日繰り返しているうちにスッと入るようになります。

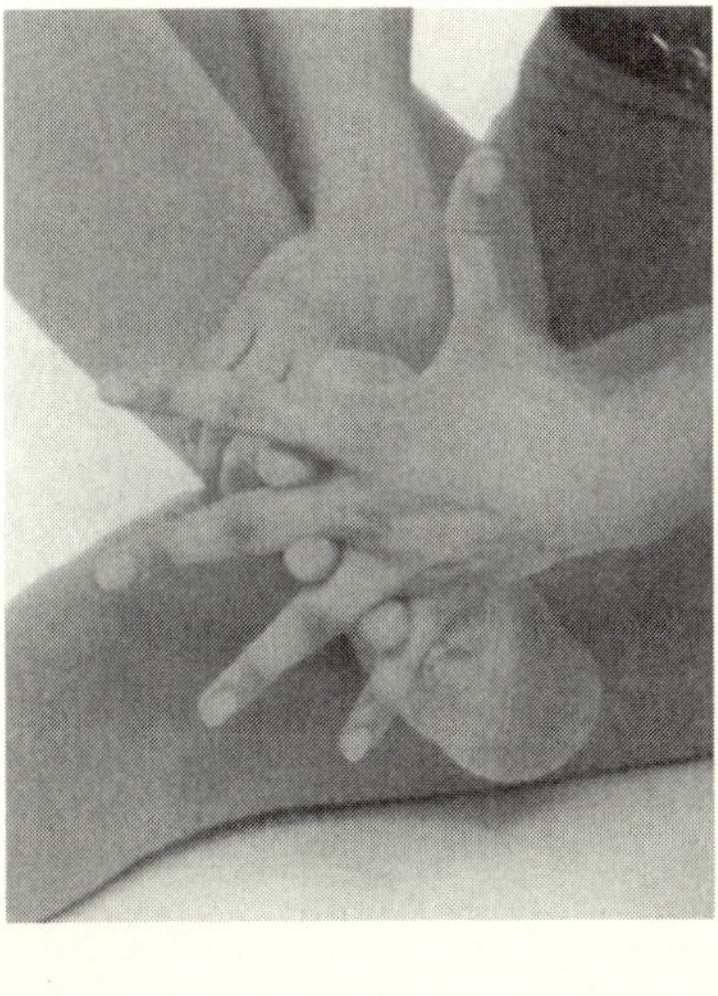

伸ばした片脚の上で行う。手の平と足の裏を合わせ、小指から1本ずつつけ根までしっかりと入れて握手する。交互に両方の足を行う

◎手の平と足の裏を合わせて握手。足の指一本一本を感じ取り、脳を活性化させる。

4. 足の指と手の指で握手して足首をまわす

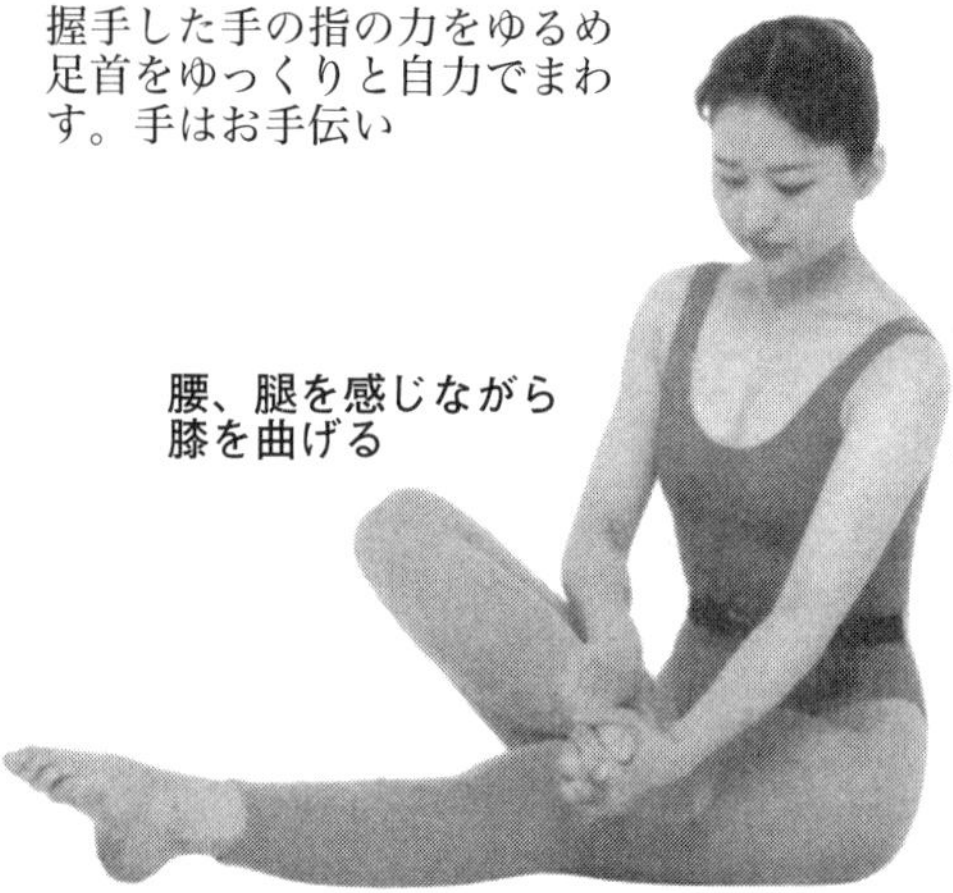
握手した手の指の力をゆるめ
足首をゆっくりと自力でまわす。手はお手伝い
肩は楽に
腰、腿を感じながら
膝を曲げる

足首は歩く際に体を支え、スムーズに足を運ぶための大切な要の部分です。

足首をまわしてみると、決してこの部分は足と脚のつなぎ目という役目だけではなく、膝、腰、骨盤のまわりの筋肉にまでつながっているのがおわかりになると思います。

実際足首が弱ると歩き方がぎこちなくなり、ちょっとした段差や障害物でつまずいたり、転びやすくなってしまいます。

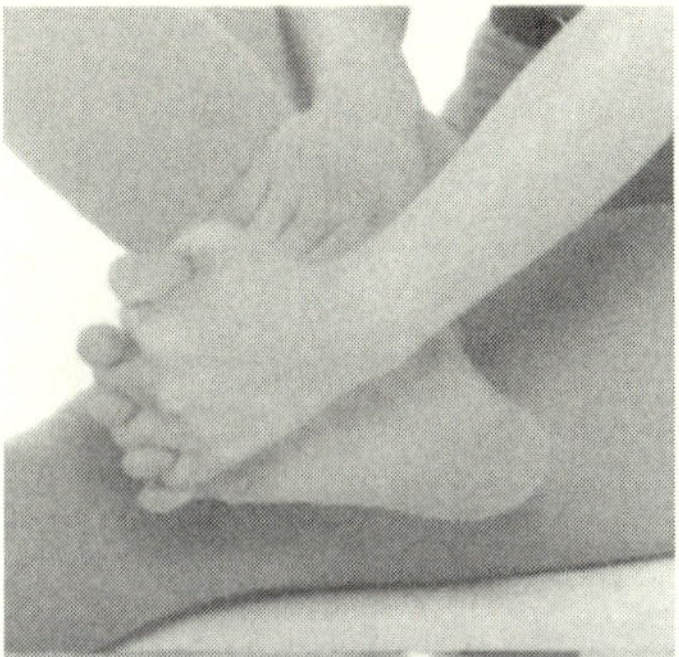

握手した手の指の力をゆるめる

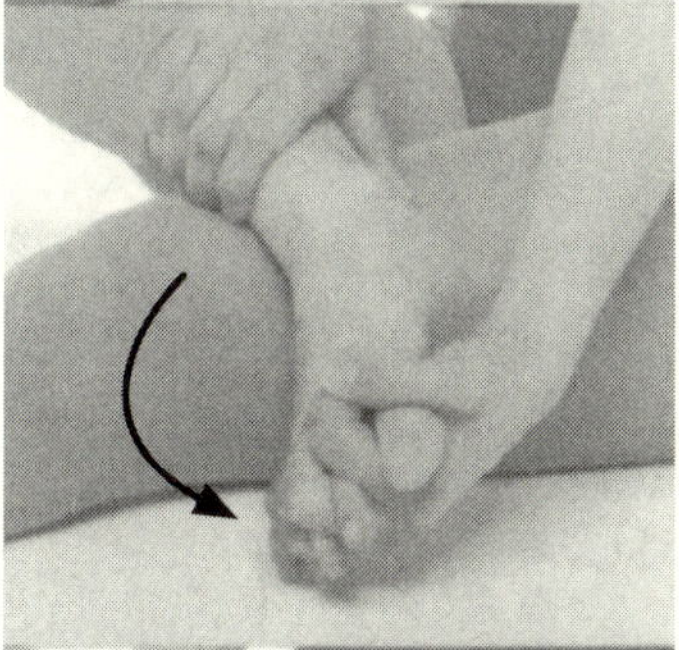

足首に意識を向けながらしっかりまわす

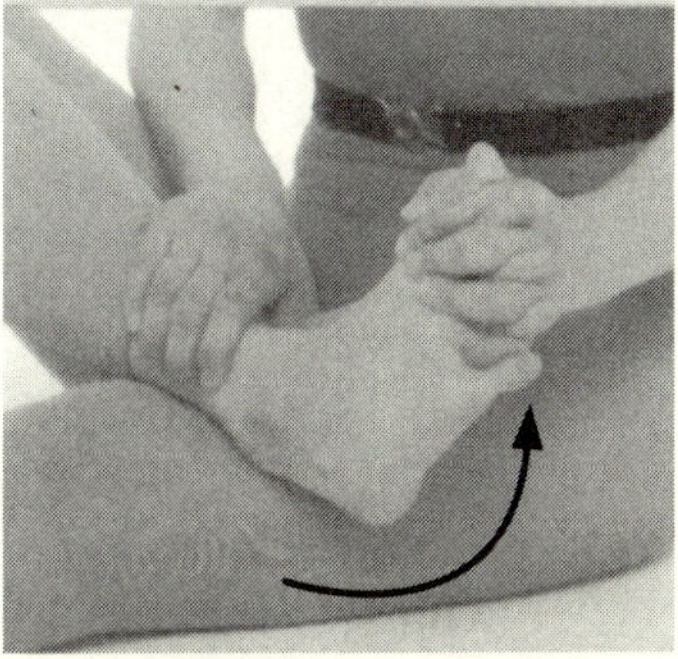

足首が伸びた時、足の甲が伸びたと感じるように手で手伝う

◎足首がしなやかに大きくまわっていることを意識する。

5. 足首を自力でまわす——脚全体の力を感じよう

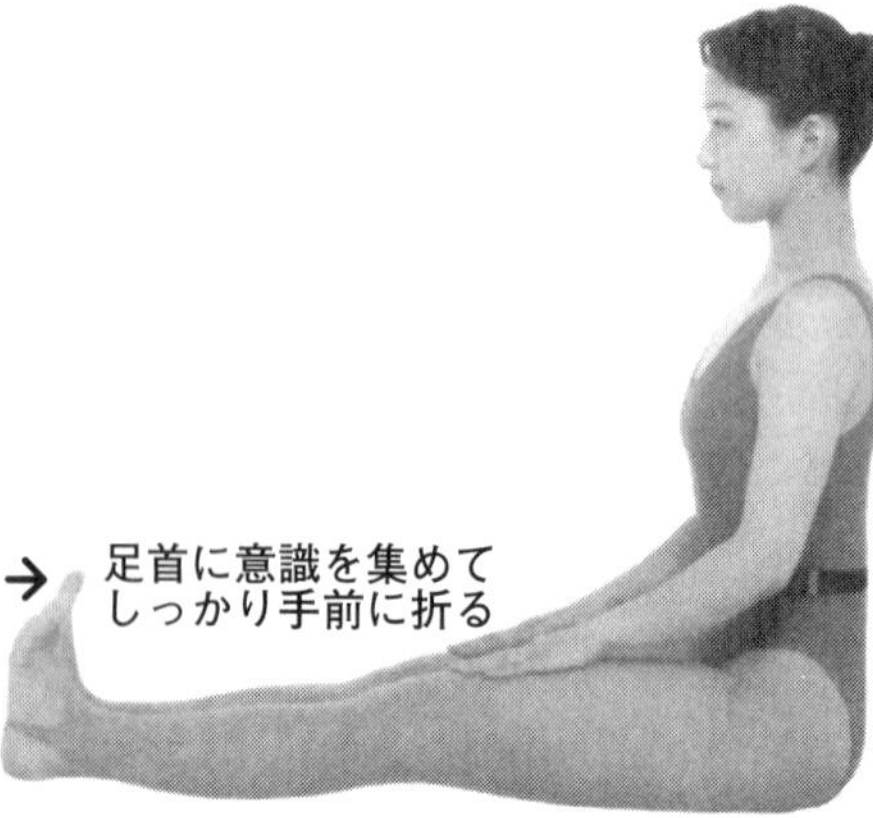
肩甲骨を1ミリ下げる
足首に意識を集めて
しっかり手前に折る
腿に力を入れる

私達の体はすべて脳からの命令で動いていますから、自力で動かすには足首そのものをしっかりと感じ取ることが大切です。

慣れないうちは少しもどかしい感じがするかもしれませんが、自力でゆっくりとまわすにつれて、膝のまわりから脚全体とのつながりが感じられるはずです。

◎足首をしっかりと感じながら、親指の先で大きく円を描くつもりでまわす。

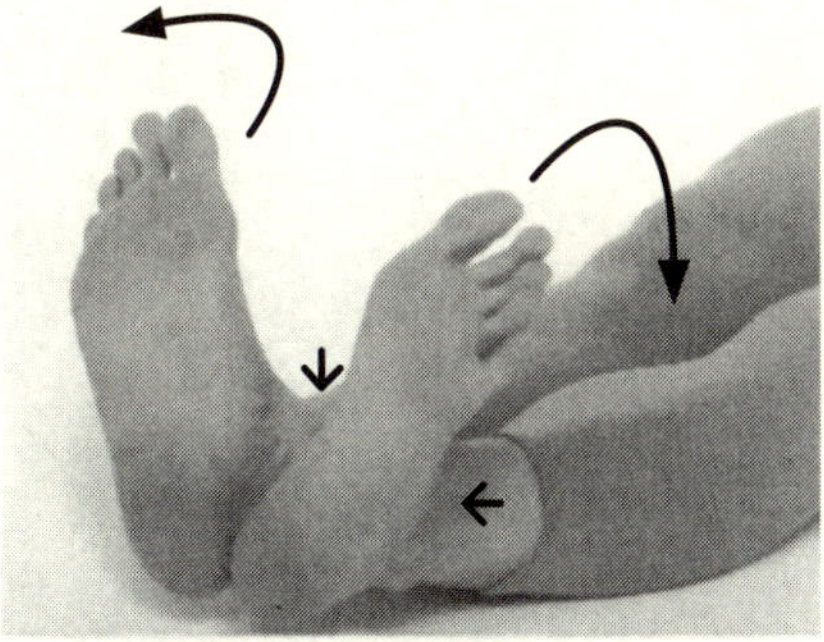

足首を手前に折ったまま自力でまわしはじめる

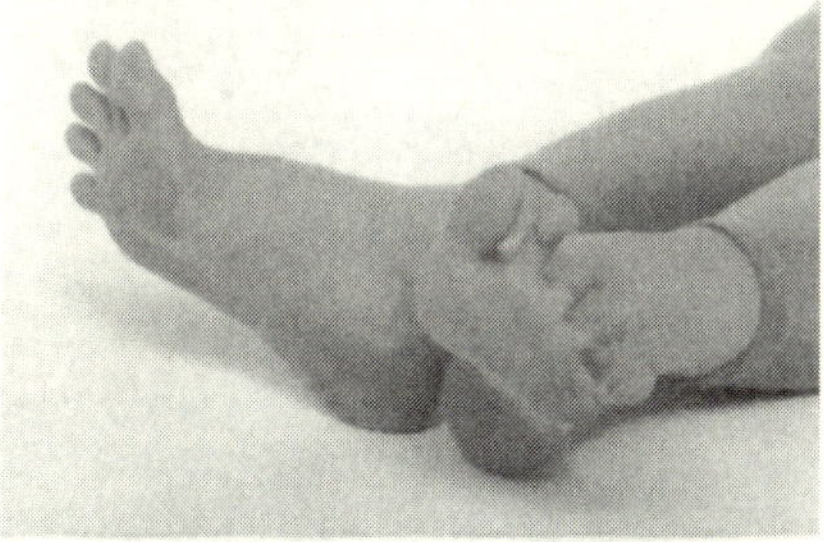

膝はゆるめない。親指の先で円を描くようにまわす

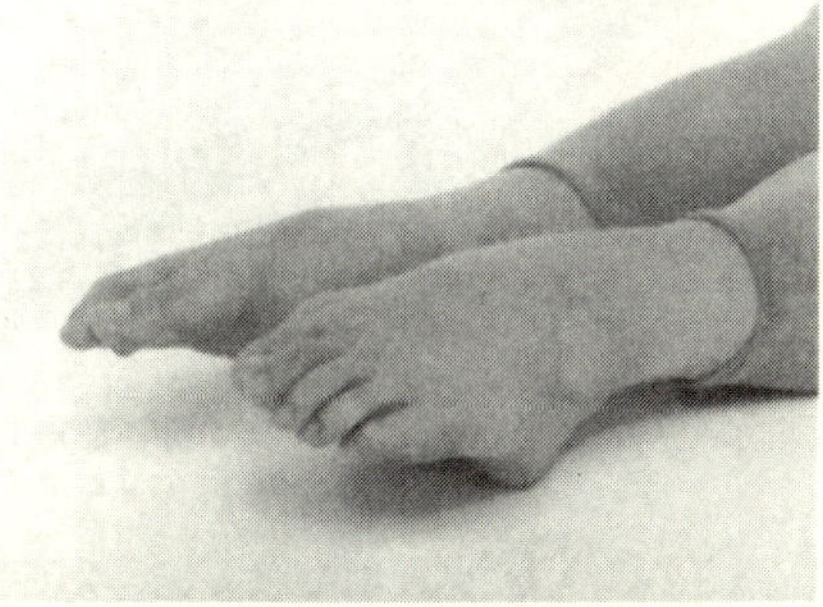

膝を伸ばして指の先を意識しながらまわす

◎内まわし、外まわしをしっかり10回ずつを目安に、毎日の習慣に。

6．あお向けに寝て足首をまわす

筋肉は使っていないとあっという間にあぶら身になって弱って細くなってしまいます。ところが寝たきりの高齢の女性がこの体操を知り、足首を毎日まわし続けた結果、起き上がって歩けるようになったという、うれしい例もあります。足首まわしは下半身の筋肉を育てるのにそれほど効果があるのです。足首を感じ取りながらしっかりとまわしましょう。

寝たままできるので、夜休む前、あるいは朝起き抜けの習慣にしましょう。

◎朝晩の習慣としておすすめ。

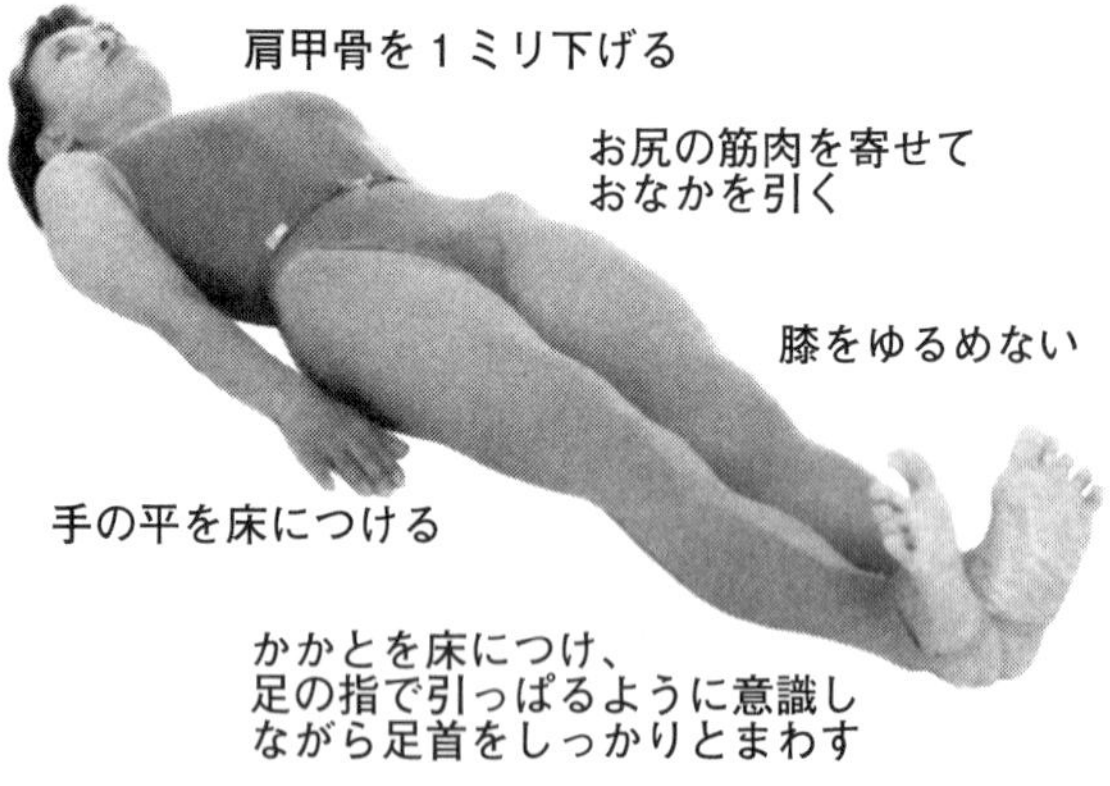
肩甲骨を1ミリ下げる
お尻の筋肉を寄せて
おなかを引く
膝をゆるめない
手の平を床につける
かかとを床につけ、
足の指で引っぱるように意識しながら足首をしっかりとまわす

◎全身が使われているのを感じ取る。

脚

脚は私達を支え、自由に歩いたり走ったりする動きを可能にしている大切な部分。元気な脚こそ生涯現役の必須条件です。

そのためには、自分の脚に思いをかけて動かし続けることです。自分が体を動かすことで自分を育てていくという自信、充実感が健康な日々をつくるのです。

7. 膝を伸ばす

私達がまっすぐ立ったり椅子に座ったりすることができるのは膝のおかげですが、現代の生活では膝を育てる機会はほとんどといっていいほどありません。膝は意識して伸ばすことをしていないと関節のまわりの筋肉のしなやかさがなくなります。

膝を伸ばすということは、同時に脚の後ろ側の筋肉の力をもっと生かし育てるということにもなります。

この部分の筋肉が弱れば、腰も背中も弱って猫背になったり、腰痛に悩まされることにもつながります。

この筋肉を保つためには、一日中曲

1

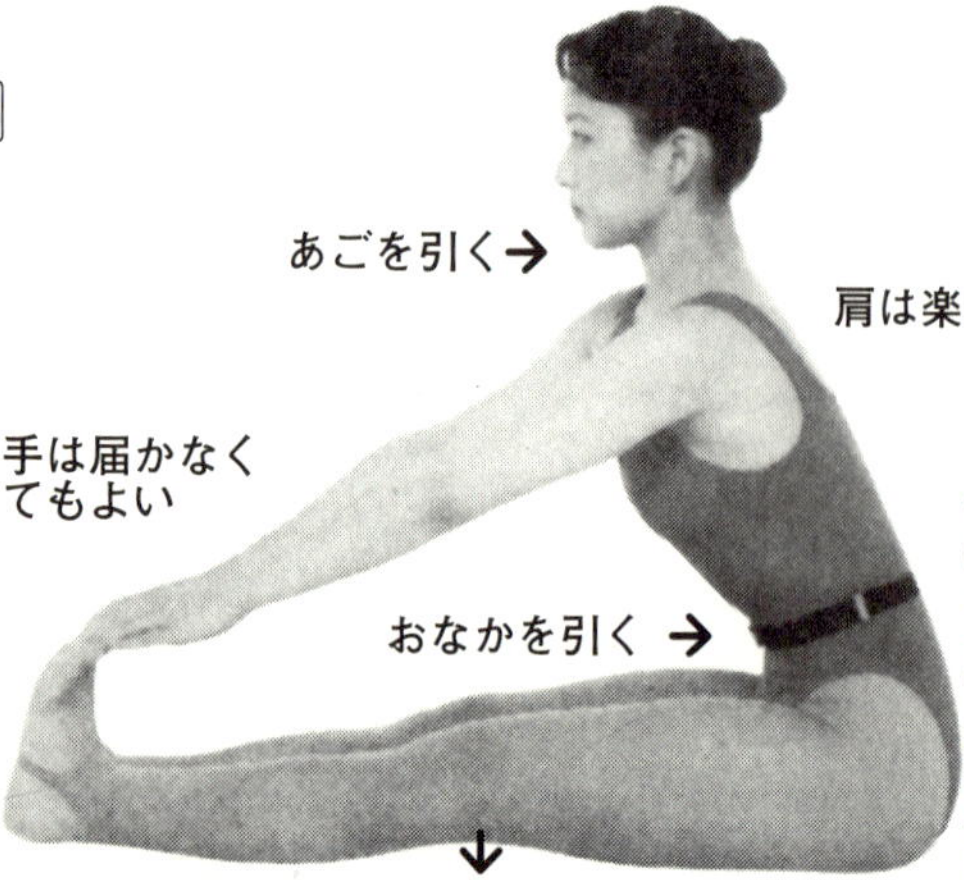
あごを引く→
肩は楽に
手は届かなくてもよい
骨盤から背骨を伸ばす
おなかを引く→
↓
腿の力で膝の後ろを床につける

げて使った筋肉を、その日のうちにきちんと伸ばし、元に戻しておくことです。これがあなたの膝を守ることになるのです。

2では上半身の重みをかぶせることによってさらに膝の後ろを伸ばします。顔をつけるのが目的ではありません。

◎脚の後ろが伸びているのを感じられるまで行う。膝の後ろに手を入れて伸びているかどうか確認。

◎使った筋肉はその日のうちに元に戻す。

2

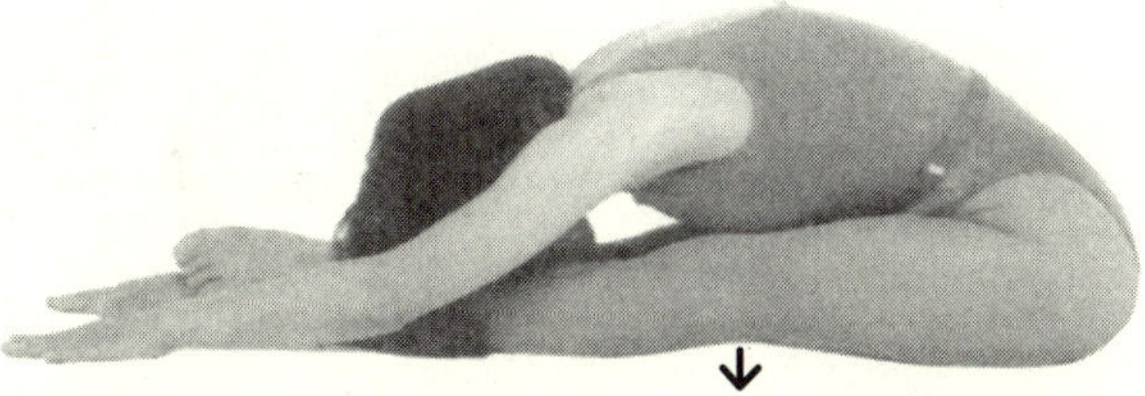
顔をつけるのが目的ではない
膝の後ろ側を床につけるように意識を向ける
腿に力を入れる。おなかを引く

8. 台を使って脚の後ろを伸ばす

両脚の後ろ側の筋肉を伸ばすことで腰を支える筋肉を強く育てることができます。また膝もしっかり伸ばすことで、背筋も生き返ってきます。

自分が脚を楽に上げられる高さの台を用意します。肩に力を入れないで呼吸を楽にし、脚の後ろ側の筋肉が少しずつ伸びていくのを感じてみましょう。

おなかを引き、膝を伸ばしたまま手を組んでゆっくりと上体の重みをかけて、上げた脚をしなやかに伸ばしましょう。首から腰までを伸ばすつもりで。腰が伸び、背中もすっきりします。

1

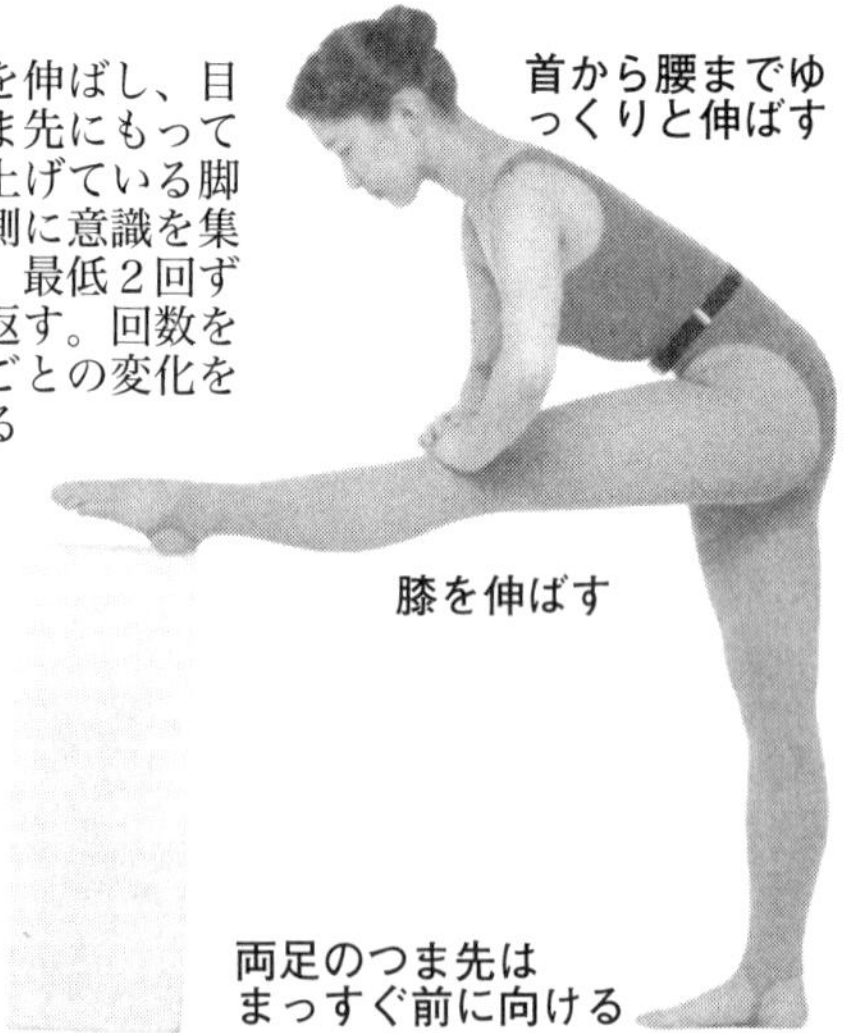
首から腰までゆっくりと伸ばす
立つ脚の後ろ側が伸びるように
膝を伸ばす
両足のつま先はまっすぐ前に向ける

つま先を伸ばし、目線をつま先にもっていく。上げている脚の後ろ側に意識を集中する。最低2回ずつ繰り返す。回数を重ねることの変化を感じ取る

◎立って支えているほうの脚もしっかり意識すること。また伸ばしているほうの脚が、毎日の生活の中でいかに縮んでしまっているかも感じ取る。

◎腰の痛い人は無理をせず低い台から始めること。

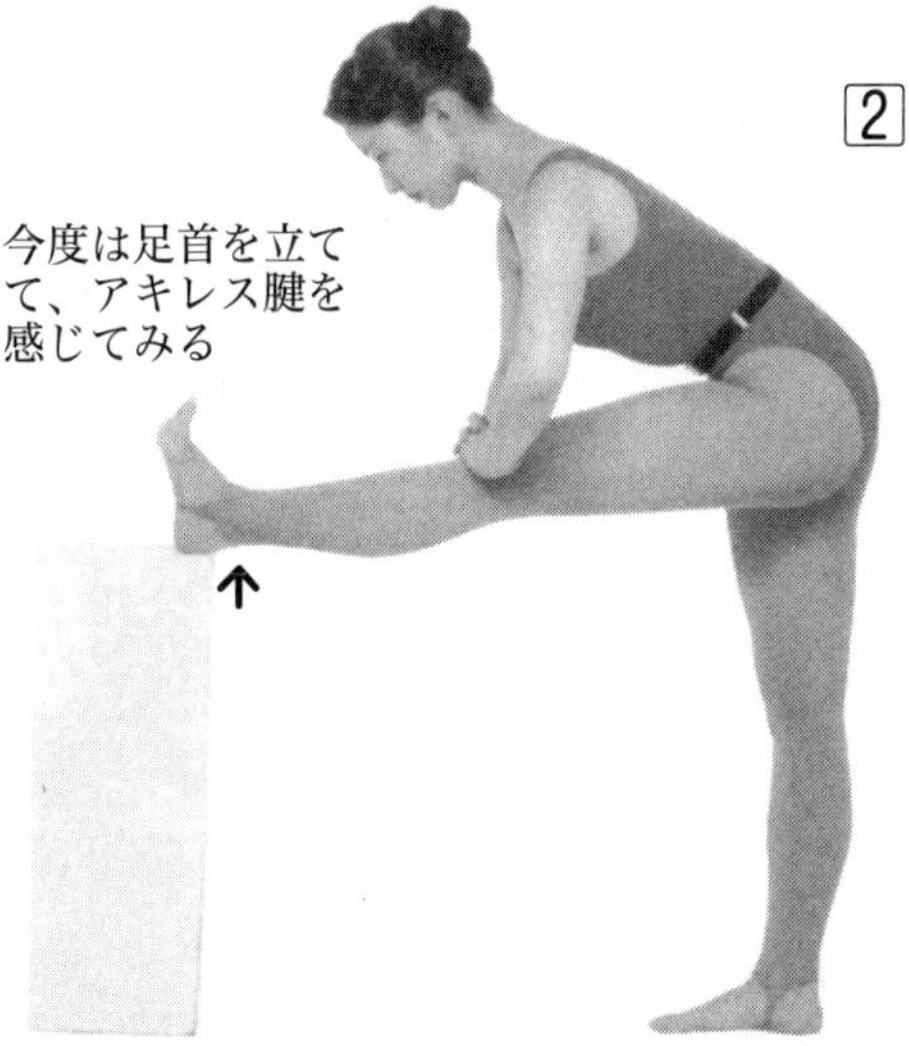
2
今度は足首を立てて、アキレス腱を感じてみる

おなか・背中・脇

おなかは生きていくための、大切な臓器がおさまっている宝物の箱。ガードする骨のない部分だけにあぶら身になりやすいので、普段の生活のなかで心がけて動かし、育てたいものです。

9．腹筋――動かしていないとあぶら身になる

おなかの内臓を骨の代わりに守っているのが腹筋です。ここに骨がないおかげで私達は体を前後左右に倒したり、ねじったりすることができるわけですが、動かしていないとあぶら身になりやすいところでもあります。

腹筋は動作の起点ともいえる体の中心部ですから、前側から背骨を支え、重たい頭をしっかり持ち上げる力をつけます。

◎おへそから目を離さずに、おなかを引いて、上体をゆっくりと起こす動作を毎日10回。

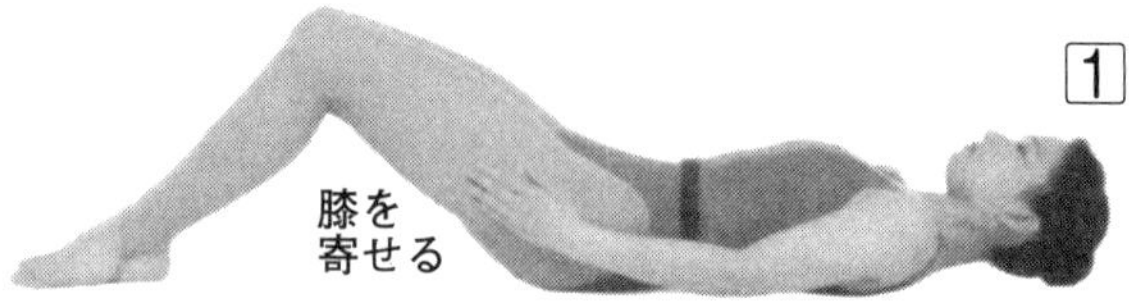
1
膝を寄せる

腿に力を入れ、おなかを引く。肩は力まない

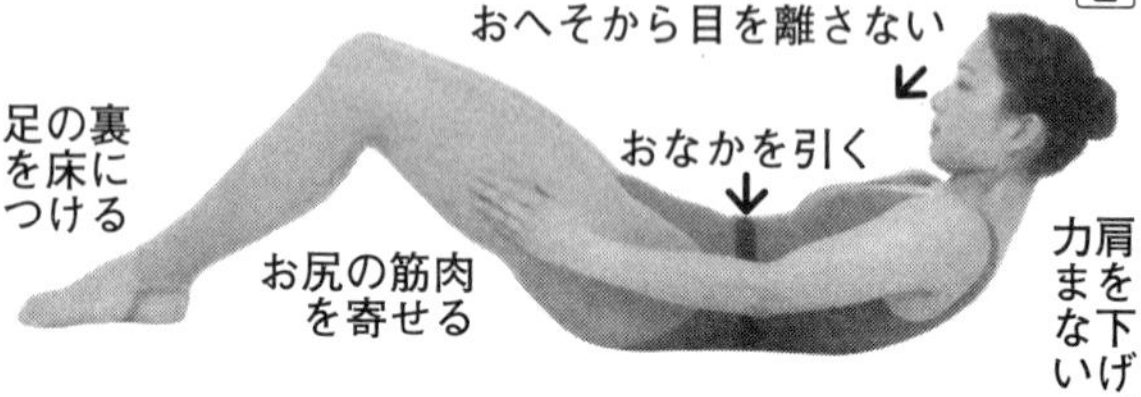
2
おへそから目を離さない
足の裏を床につける
おなかを引く
お尻の筋肉を寄せる
肩を下げ、力まない

腰痛のある人はここまでの動きを繰り返す

3

かかとと膝を寄せ、お尻の
筋肉を寄せる。頭からゆっ
くり丸くなりながら上が
る。おへそから目を離さな
いことで腰を守る

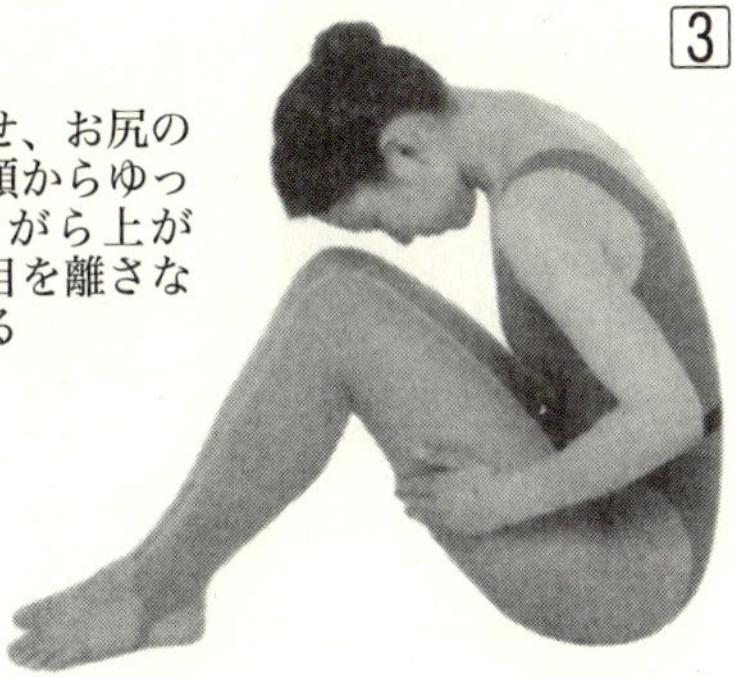

4

おりる時も、おへそを見ながら
頭を最後にゆっくりおろす

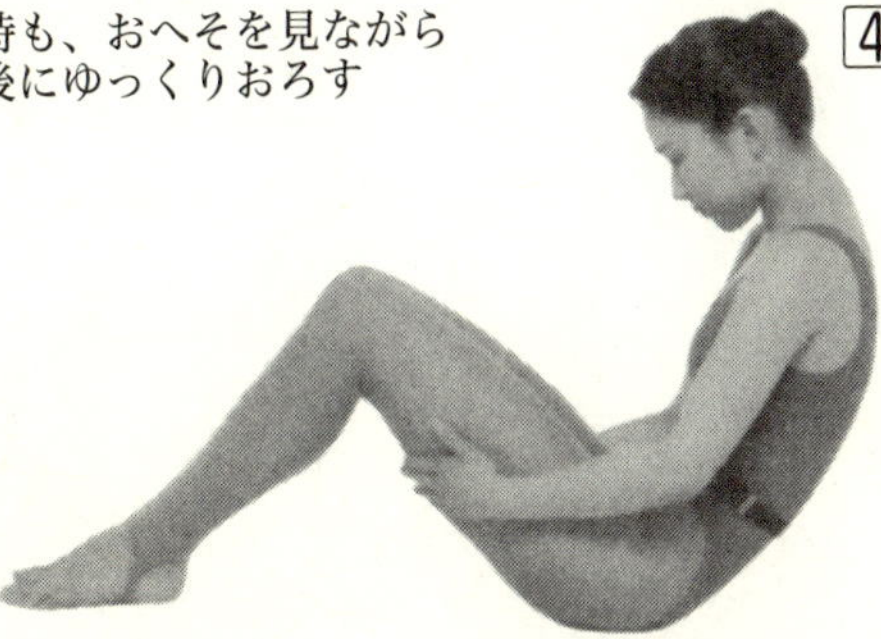

10. 両手を後ろで組む——背中、胸を美しく

1

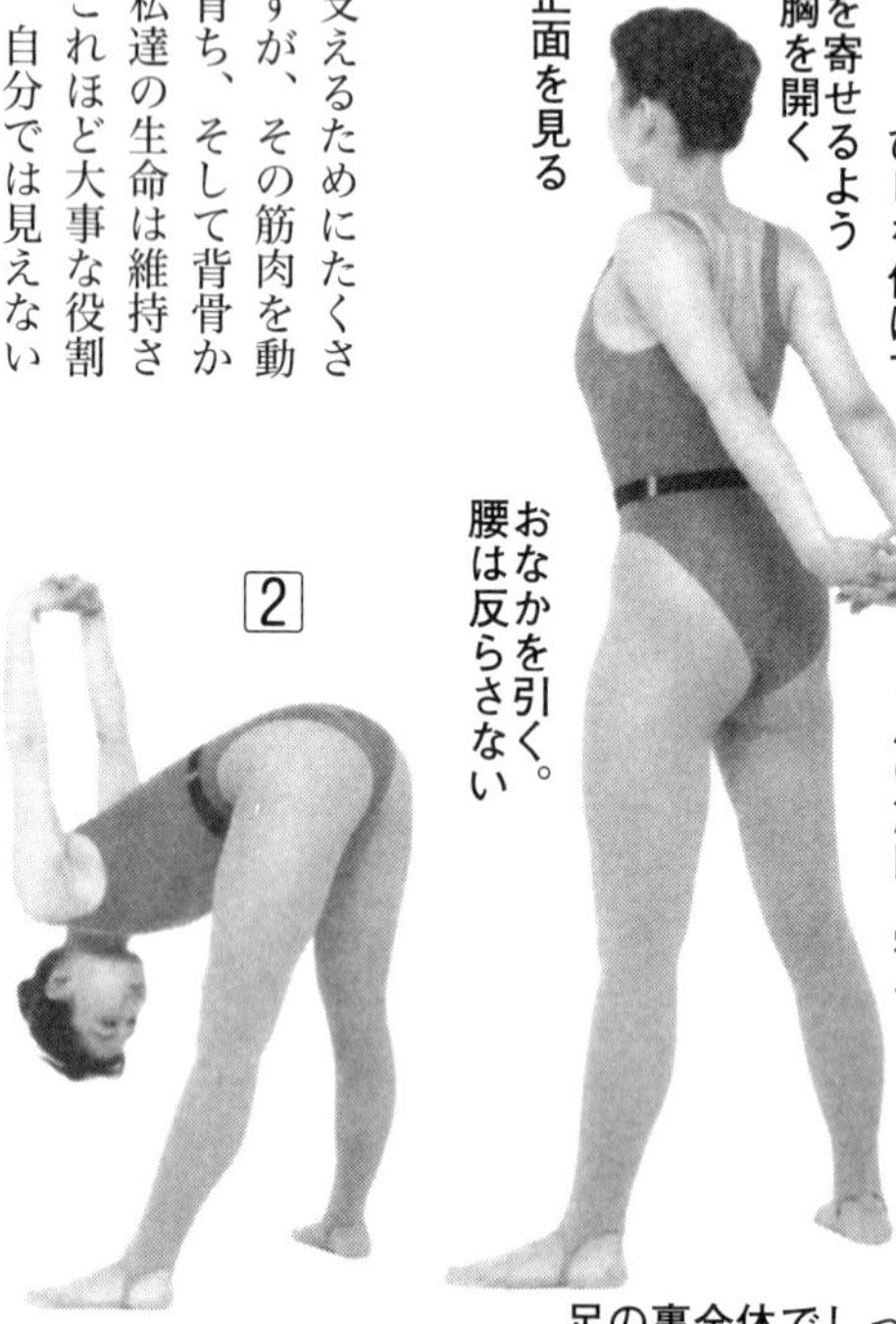

肩甲骨を寄せるようにして胸を開く

ひじを伸ばす

顔は正面を見る

おなかを引く。腰は反らさない

お尻の筋肉を寄せる

足の裏全体でしっかり立つ

2

おなかを引きながら前へおりる。胸は開いたまま、膝を伸ばす

背中には背骨を支えるためにたくさんの筋肉がありますが、その筋肉を動かす刺激で背骨は育ち、そして背骨から出ている神経で私達の生命は維持されているのです。これほど大事な役割を持つ背中ですが、自分では見えない

こともあって、筋肉を育てることもつい忘れがちです。

　この体操では背中の筋肉に刺激を与えると同時に腕のつけ根、肋骨を支えている筋肉を生かし、育てます。

　手を組むのが難しい人は、大変なことになっていると思ってください。猫背、あるいは背中や腕にあぶら身がついて弱っているのです。毎日気づいたら何度でもやる習慣をつけ、いつでも手を組めるように背中の筋肉を育てましょう。

◎手をお尻からできるだけ離し、肩甲骨を寄せるように意識する。
◎あぶら身になりやすい背中の筋肉。毎日何度でも。

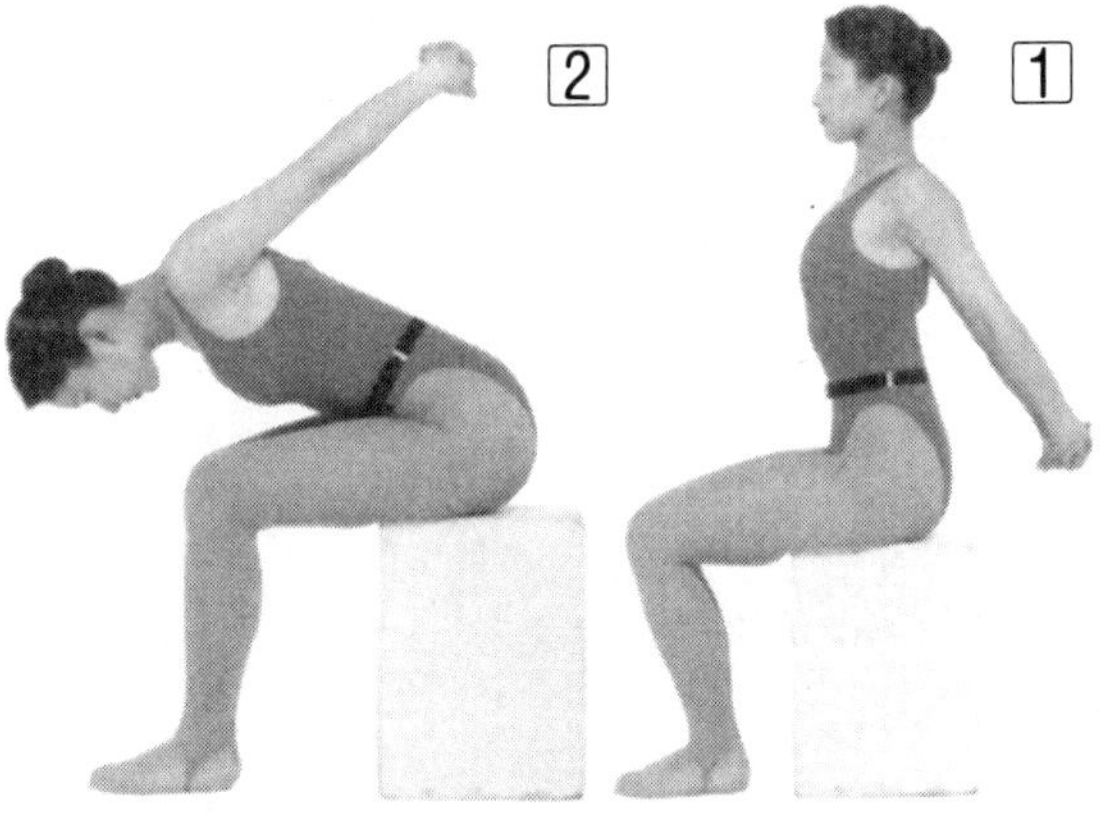

座って両手を後ろで組む場合、かかとと膝を寄せ、おなかを引く。要領は右ページと同じ

11．脇を伸ばす——腕は全身につながっていることを感じ取る

壁に寄りかからず足で立ちます。見た目よりきつく感じるかもしれません。全身の筋肉を使っているのを感じましょう。

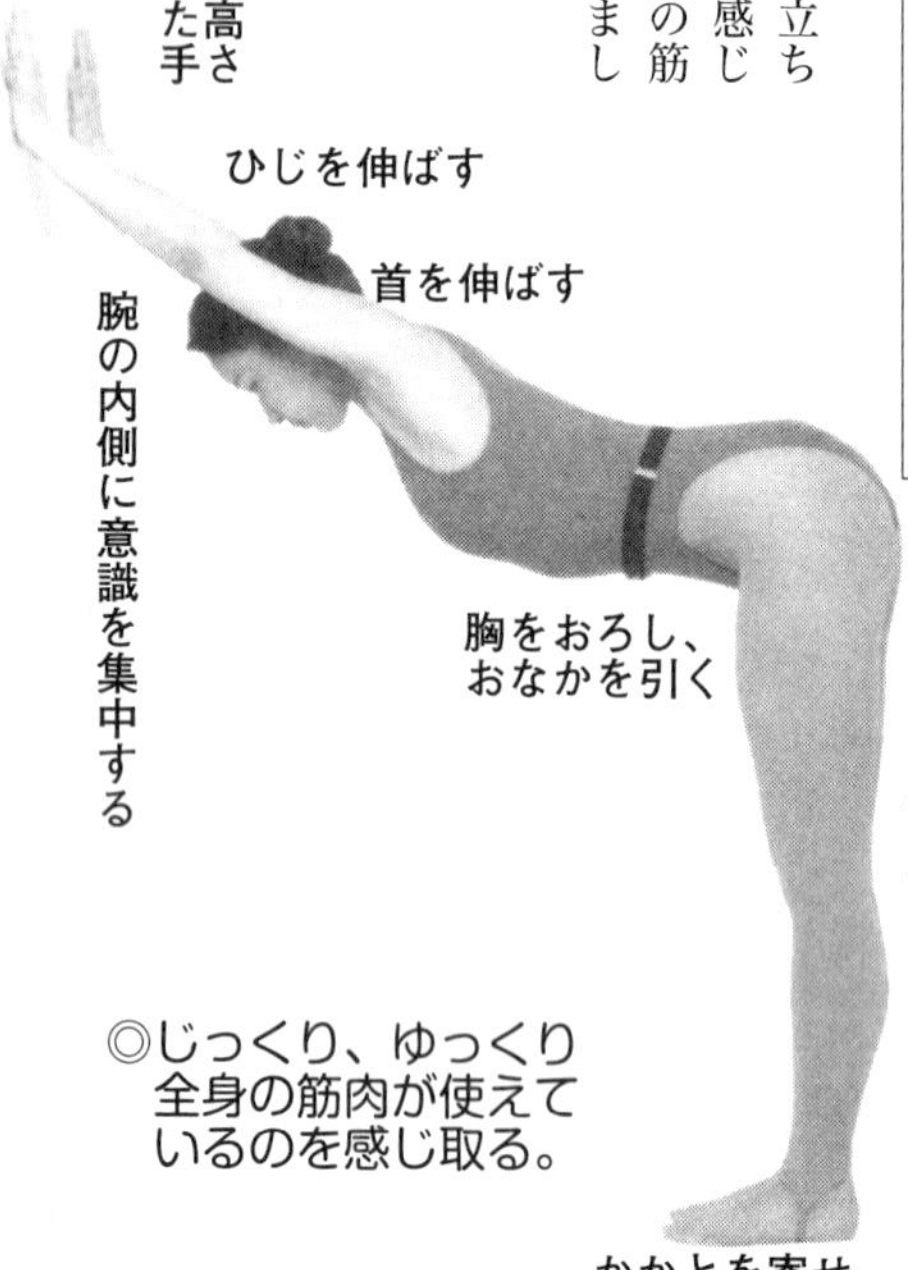
立った時の目の高さに、肩幅に開いた手を置く
ひじを伸ばす
首を伸ばす
腕の内側に意識を集中する
胸をおろし、おなかを引く
膝を伸ばす
◎じっくり、ゆっくり全身の筋肉が使えているのを感じ取る。
かかとを寄せ、つま先をそろえる

手と腕

手にはすごいパワーがそなわっているのです。手の指を動かすことは、脳の広い範囲を刺激し、脳を活性化させます。

また、上半身も育てます。

最初はきつく感じる動きも、弱い部分が育つにつれて、楽に動かせるようになるはずです。ゴールはありません。どれも毎日やり続けることに意味があるのです。

私達は生きているのですから。

12. 手の指のグーとパー ── 脳を刺激し、リフレッシュ

1

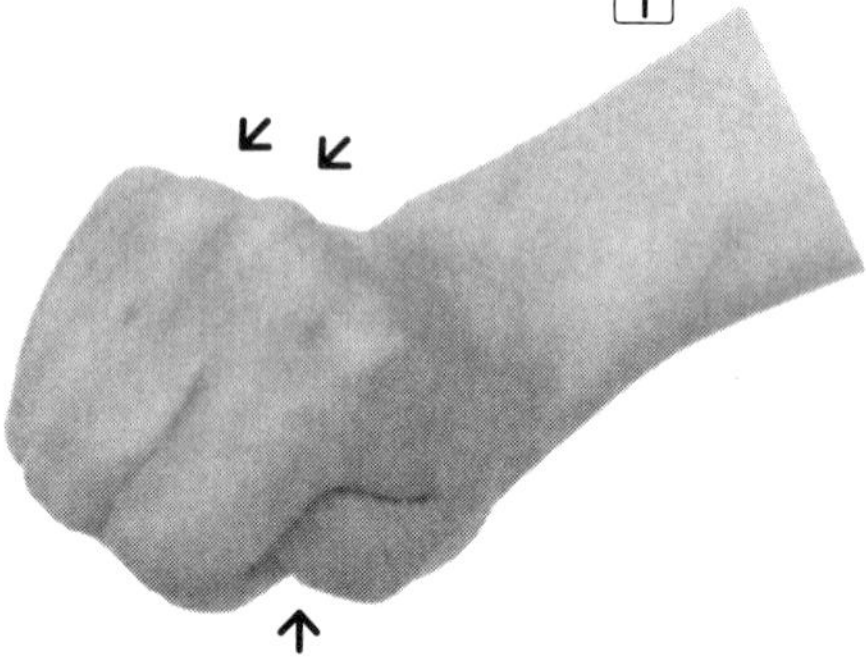

親指を中にしてしっかり握る。関節の一つひとつがくっきり浮き出るくらい一本一本の指先を意識して力強く握る

手から腕へとつながる筋肉は、胸、背中、脇までつながっています。手を育てるということは、これらの筋肉を育てること、つまり呼吸筋を育てることになるのです。手の指を意識してじっくり閉じたり開いたりするこの動きは、腕、胸、背中の力を育て、首を支える力も育てます。

また足の指と同様一本一本が脳につながっていますので、指を使うことで脳も刺激を受け、活性化します。

◎一本一本の指先に力が入っていることを意識。

2

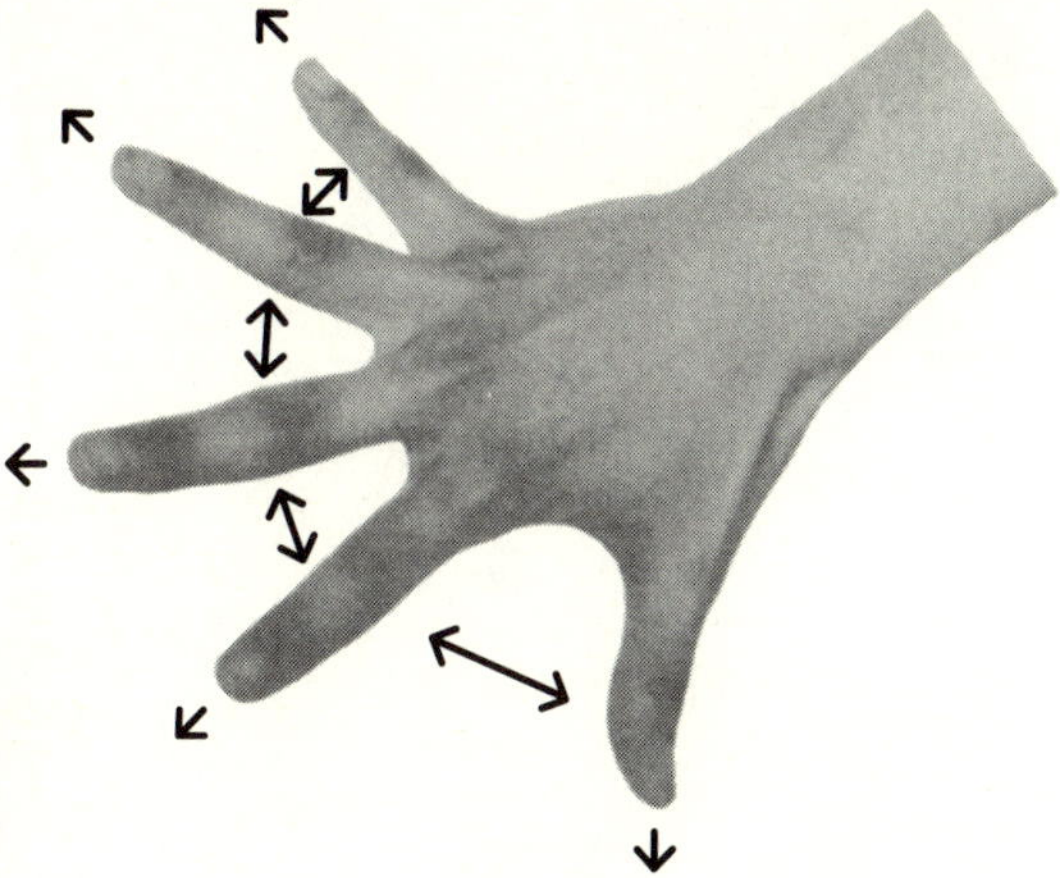

すべての指先に意識を集中して、指と指の間を思い切り開く。指のスジ肉が一本一本浮き上がるぐらい力強く開く

◎手を育てることは呼吸筋を育てること。

13．手の指を一本ずつ動かす——脳を活性化する

手の指は一本一本脳につながっており、動かすことによって脳の広い範囲を刺激し、育てていきます。この動きはそのことを感じるためのものです。

指を一本ずつ動かすことでそれぞれに対応する脳の部分が活性化し、握力がつき、手首から腕の筋肉、骨、ひじの関節が強くなります。

1 手を指先まで力を入れて広げる

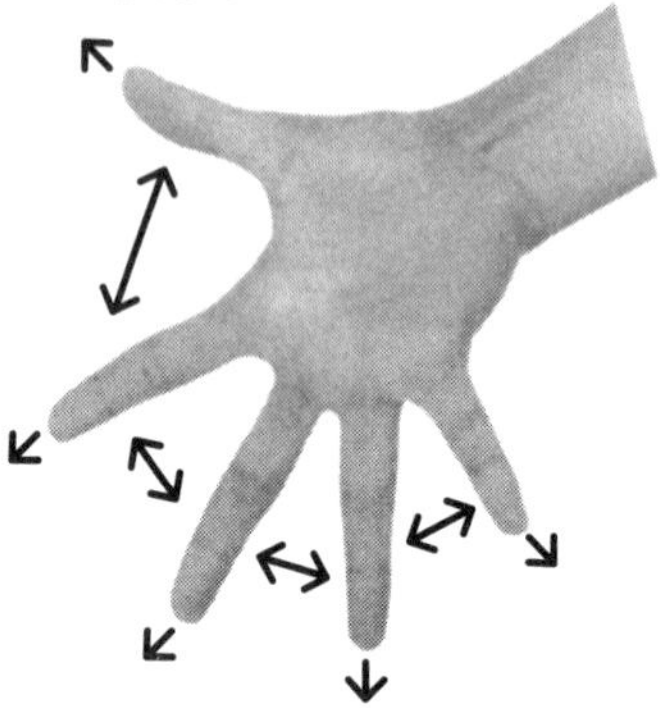

2 ひじをしっかり伸ばし、親指で小指のつけ根を押さえる。他の４本の指先を意識して開く

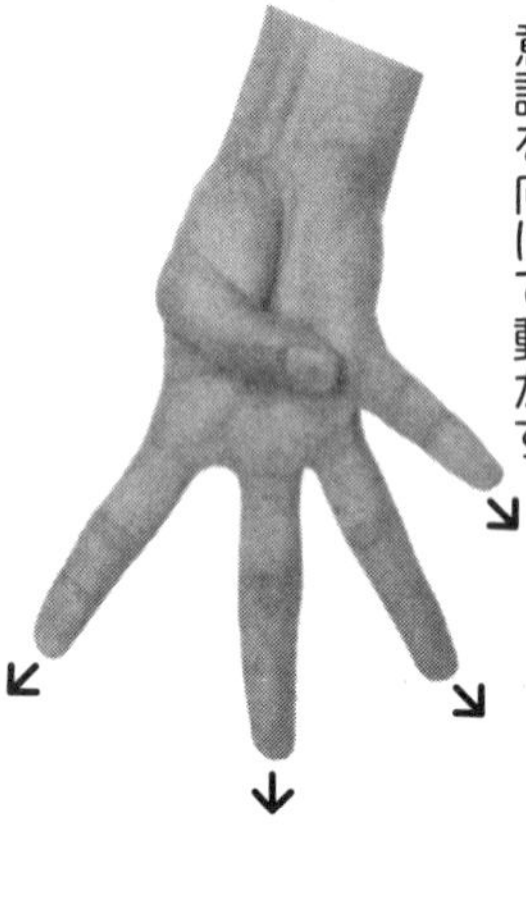

◎脳を刺激しながら、普段はあまり意識していない指一本一本に意識を向けて動かす。

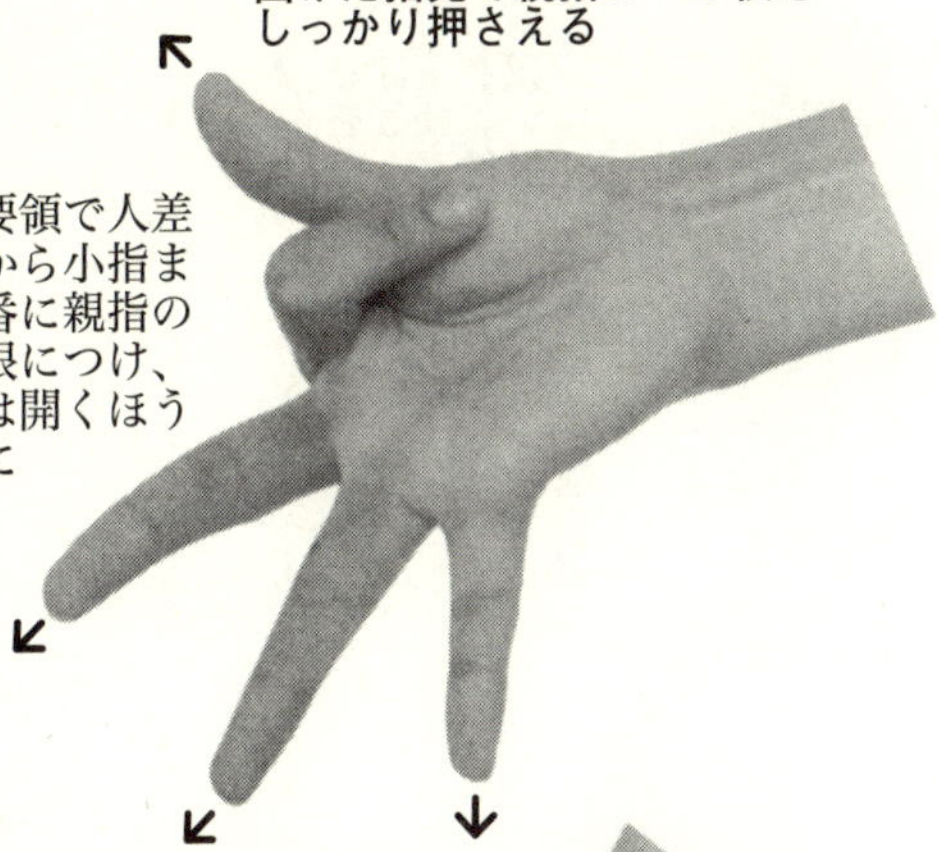
曲げた指先で親指のつけ根をしっかり押さえる

3

同じ要領で人差し指から小指まで順番に親指のつけ根につけ、意識は開くほうの指に

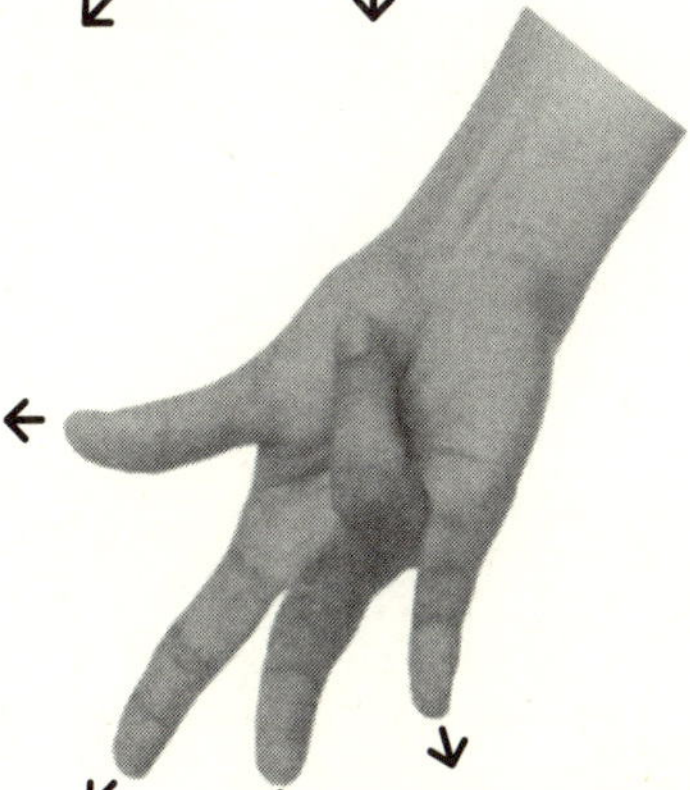
開くほうの指先に意識を集中しながら伸ばそうとする

◎指を伸ばそうと思う気持ちが、たとえ伸びなくても指や腕、そして脳を活性化する。

14・腕で伸びる——四十肩を防ぐ

長めのひもやタオルを使って腕を伸ばす動きです。初めはひもを長めに持ちます。

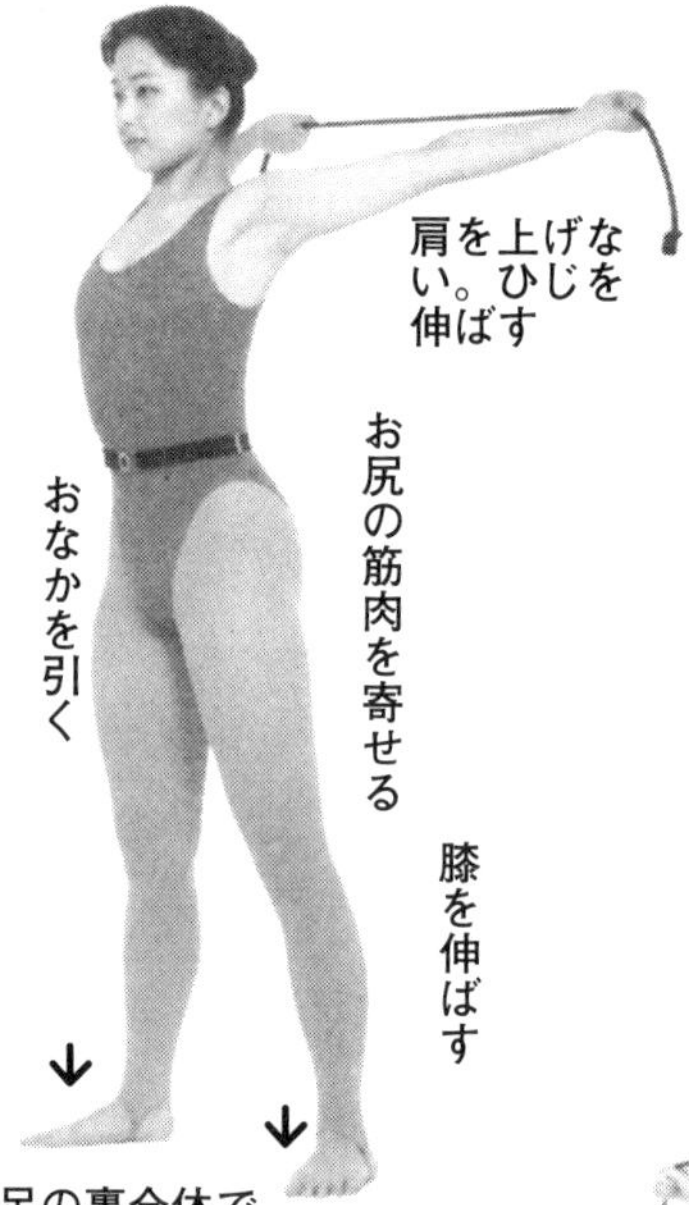
肩を上げない。ひじを伸ばす
お尻の筋肉を寄せる
おなかを引く
膝を伸ばす
足の裏全体でしっかり立つ

2

足の裏全体でしっかり立ち、ひもは長めに持つ。前から後ろへ、そして後ろから前へゆっくりと、使っている筋肉を一つひとつていねいに感じながらまわしていく

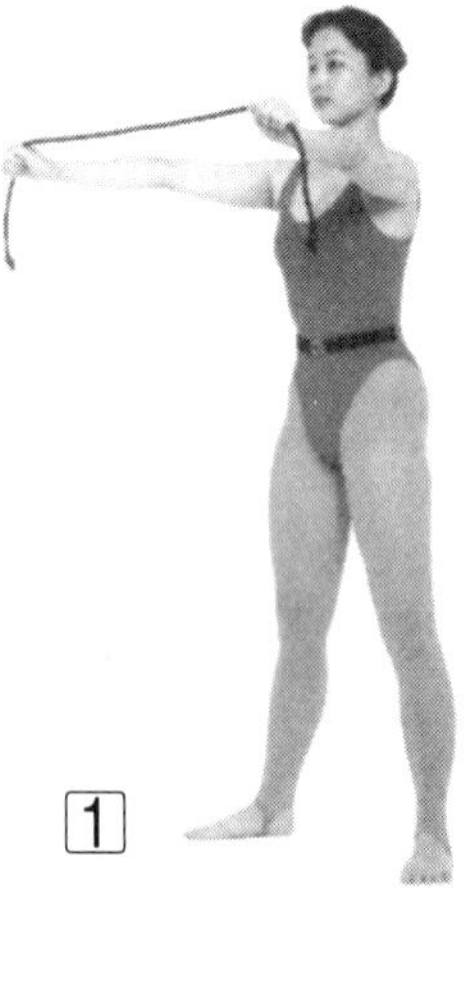

1

力がつくとひもを短く持ってできるようになるはずです。無理して痛めないように。[1]〜[3]は肩や腕だけでまわそうとはせず、足でしっかりと立ち、胸や背中の筋肉を使ってゆっくりまわします。

◎前へ腕を伸ばす時は胸、脇に、後ろへまわす時は背中、脇に意識を集める。

◎肩や腕だけでまわさず、胸や背中の筋肉を使ってまわす。

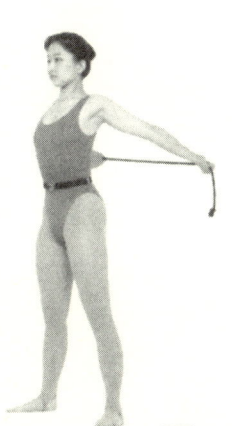

[3]

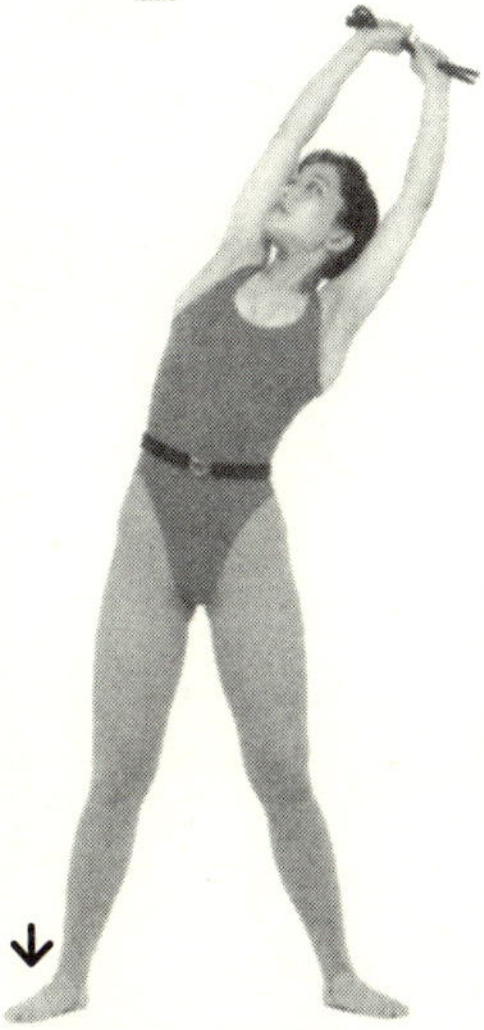

骨盤を真ん中に置き、ひもを短く持って、右腕を伸ばす時は、右足をしっかり意識する。左右3回ずつ行う

顔と首

顔や首の動きにはそれぞれに大切な意味があります。

口を大きく開けることで噛む力をつけ、しっかり噛めることで視力・聴力を生かし、首の筋肉を生かし、脳に刺激を与えます。首は頭を支える要ですから、意識をはなさないで動かし、育て続けましょう。

15．首を育てる——頭を支える筋肉に力をつける

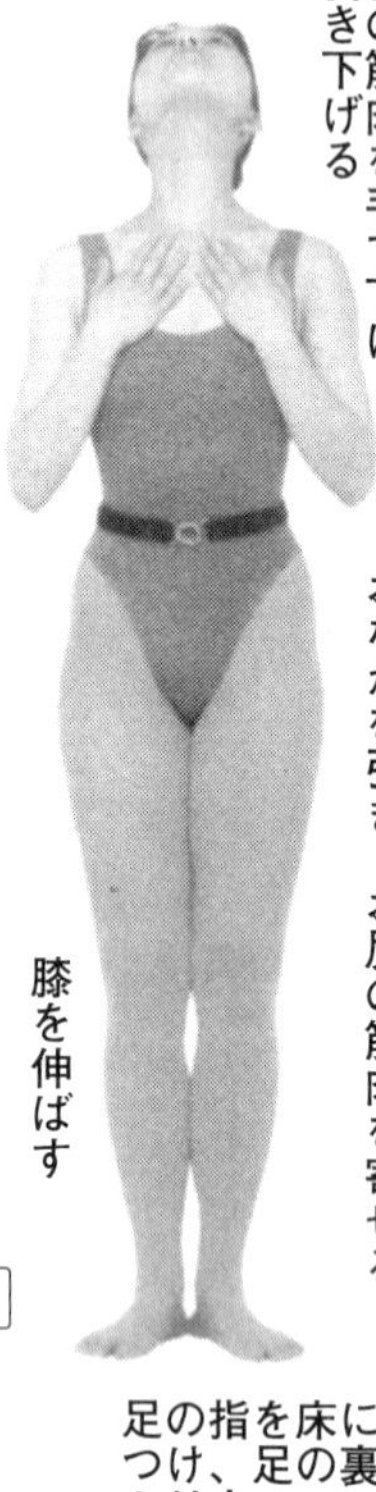
口をしっかり結ぶ。あごを上に引っぱり上げる
肩甲骨を1ミリ下げ、胸の筋肉を手で下に引き下げる
おなかを引き、お尻の筋肉を寄せる
膝を伸ばす
1
足の指を床にぴったりとつけ、足の裏全体でしっかり立つ

首の筋肉が弱ってくると頭の重みで背骨や腰に負担がかかり、猫背になりやすく、また、肩凝り、腰痛、膝痛、股関節痛の原因にもなります。

首を支える筋肉を一つひとつ意識して感じ取りながら動かすことによってしっかりとした筋肉を育てます。

◎首につながる胴体の筋肉をしっかり感じながら、どの動きもじっくり3回ぐらい行う。

首の後ろ側や首につながる背中の筋肉を感じ取る。肩を下げ、手を組んで頭の上にのせ、あごを下げる

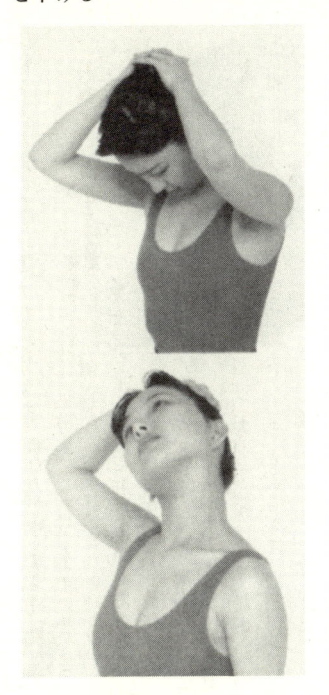

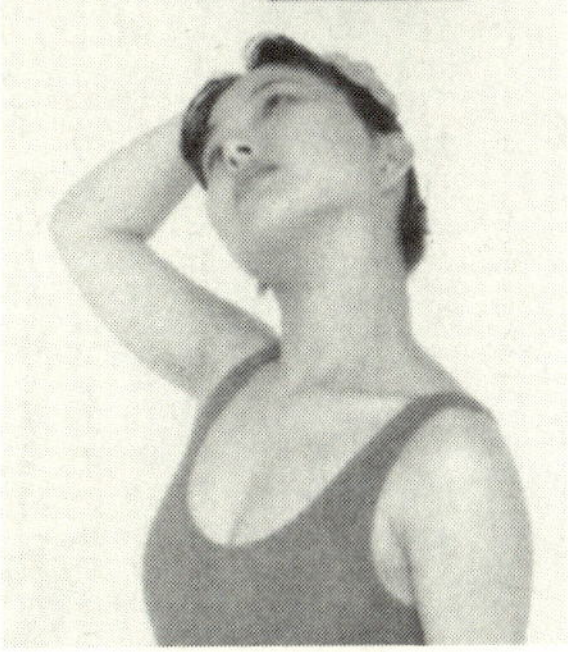

片手で頭をその手のほうへ引き、反対側の肩を下げる。首の横側の筋肉に意識を向ける

2

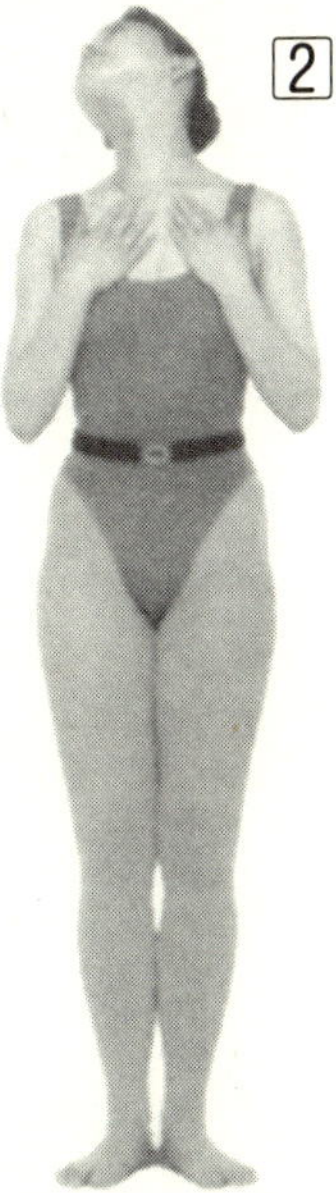

あごの向きを変える。ななめの筋肉を感じ取る

16・噛む力をつける——頭・目・耳がはっきり

無理に全部の指を入れようとしないで、1本でも2本でも自分のできるところから始める。手の平を合わせ、こめかみからしっかり口を開けて入れる。ゆっくり3つ数える。一度に3回以上行ってはいけない

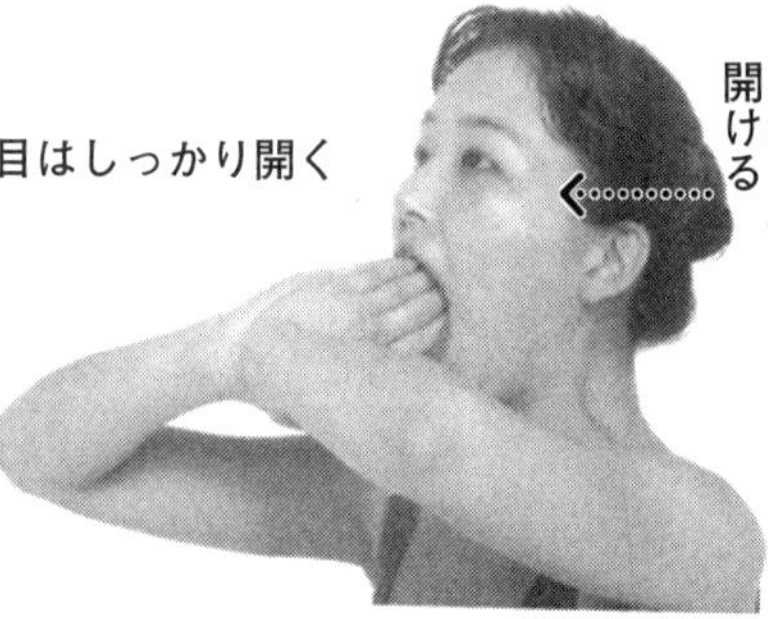
目はしっかり開く
口をこめかみから開ける
肩甲骨を1ミリ下げる

しっかり噛めることは体全体の力のもとです。噛む力が弱くなると、視力が低下し、聴力も衰えてきます。普段から硬いものをしっかり噛むような食生活を心がけてください。しっかり噛むことであごの骨が育ち、唾液腺を刺激して唾液の分泌を促し、消化も助け、全身の筋力がよみがえります。

◎口を開ける時には、目も鼻も耳も大きく開けるつもりで。

○「きくち体操」お問い合わせは下記まで

きくち体操事務局
〒210-0006
川崎市川崎区砂子2-11-29
平松川崎ビル2F

電話　044-244-9211
FAX　044-245-9266

HP　http://www.kikuchi-taisou.com/
Email　info@kikuchi-taisou.com

本書は、一九九三年に海竜社より刊行された『奇跡のきくち体操〈こんなすごい健康法があった〉』を文庫化にあたり改題、再編集したものです。

菊池和子―1934年に生まれる。日本女子体育短期大学卒業。体育教師を経て「きくち体操」を創始。「なぜ動くことは体にいいのか」という素朴な疑問から、人体のメカニズムに沿った健康に直結する動き方を模索、たくさんの人体に触れながら開発した体操は、あらゆる年齢層、体の状態の人に支持されている。
著書には『体が変わる!「きくち体操」』(健康人新書)、『指の魔法』(集英社インターナショナル)、『きくち体操』(TJムック)、『はじめての「きくち体操」』(講談社+α新書)などがある。

講談社+α文庫 奇跡《きせき》の「きくち体操《たいそう》」

菊池和子《きくちかずこ》

2009年7月20日第1刷発行

発行者――鈴木 哲
発行所――株式会社 講談社
東京都文京区音羽2-12-21 〒112-8001
電話 出版部(03)5395-3529
販売部(03)5395-5817
業務部(03)5395-3615
デザイン――鈴木成一デザイン室
本文データ制作――講談社プリプレス管理部
カバー印刷――凸版印刷株式会社
印刷――慶昌堂印刷株式会社
製本――株式会社千曲堂

落丁本・乱丁本は購入書店名を明記のうえ、小社業務部あてにお送りください。
送料は小社負担にてお取り替えします。
なお、この本の内容についてのお問い合わせは
生活文化第二出版部あてにお願いいたします。
Printed in Japan ISBN978-4-06-281299-3
定価はカバーに表示してあります。

講談社+α文庫 ©生活情報

ハッピーマナーブック	西出博子	幸せへの第一歩は、人とのマナーあるコミュニケーションから始まります。全370項目	648円	C 111-1
おばあちゃんに聞いた「和」の保存食レシピ 極選69	城ノ内まつ子	なつかしい日本の味をかんたん手作り！ 日日食卓で家族の笑顔に出合える珠玉の一冊！	686円	C 112-1
「ひねり運動」7秒ダイエット	湯浅景元	60名の参加者が2ヵ月平均で、体重8キロ、ウエスト12センチ減。科学が証明する効き目	686円	C 113-1
建築家と造る「家族がもっと元気になれる家」	中島早苗	シックハウス症候群にかかって後悔するな！病気にならずにすむ「エコ住宅のすすめ」！	743円	C 114-1
*吉沢深雪の休日のブランチ	吉沢深雪	飛田流レシピをかわいいイラストで紹介！エッセイやマンガもあるイラストレシピ本！	648円	C 115-1
*おくぞの流 超速豆料理	奥薗壽子	豆で健康、おくぞの流簡単レシピの決定版！「豆ビギナー」も「豆オタク」も一見あれ！	648円	C 116-1
*和田式9品目ダイエット献立	和田要子	各界著名人が実践して効果を認める「食べてやせる」ダイエット法。1週間で効果あり！	648円	C 117-1
カラダ革命ランニング マッスル補強運動と、正しい走り方	金哲彦	健康やダイエットのためばかりじゃない。走りが軽く、楽しくなるランニング・メソッド！	648円	C 118-1
*年金・保険・相続・贈与・遺言 きほんの「キ」	岡本通武＋「みんなの暮らしと税金」研究会	プロがわかりやすく答える、暮らしの不安！お金のモヤモヤを解決しておトクをゲット！	648円	C 119-1
*滝田美智子のラクうま雑穀ごはん	滝田美智子	おいしい、ヘルシーな雑穀レシピを多数掲載。扱い方も丁寧に解説！ 初心者安心の入門書	648円	C 120-1

*印は書き下ろし・オリジナル作品

表示価格はすべて本体価格(税別)です。本体価格は変更することがあります